生殖医学与现代麻醉临床应用

姚莺　彭芳昕　李凤敏◎主编

陕西新华出版传媒集团

陕西科学技术出版社
Shaanxi Science and Technology Press

——西　安——

图书在版编目（CIP）数据

生殖医学与现代麻醉临床应用 / 姚莺，彭芳昕，李
凤敏主编 . — 西安：陕西科学技术出版社，2022.6
ISBN 978-7-5369-8438-7

Ⅰ . ①生… Ⅱ . ①姚… ②彭… ③李… Ⅲ . ①麻醉－
应用－生殖医学 Ⅳ . ①R339.2

中国版本图书馆CIP数据核字（2022）第078591号

生殖医学与现代麻醉临床应用
SHENGZHI YIXUE YU XIANDAI MAZUI LINCHUANG YINGYONG
姚莺　彭芳昕　李凤敏　主编

责任编辑	潘晓洁
封面设计	薪火文化传媒

出 版 者	陕西新华出版传媒集团　　陕西科学技术出版社
	西安市曲江新区登高路1388号陕西新华出版传媒产业大厦B座
	电话（029）81205187　传真（029）81205155　邮编710061
	http://www.snstp.com
发 行 者	陕西新华出版传媒集团　　陕西科学技术出版社
	电话（029）81205180　81206809
印　　刷	广东虎彩云印刷有限公司
规　　格	787mm×1092mm　16开本
印　　张	13
字　　数	206千字
版　　次	2022年6月第1版
	2022年6月第1次印刷
书　　号	ISBN 978-7-5369-8438-7
定　　价	88.00元

编 委 会

前　言

　　经济的不断发展带动了我们各个行业的前进。在市场经济的影响之下，各行各业都面临着严峻的竞争形势，正是因为这一点，人们越来越认识到了只有不断地创新改革，提高工作的效率，运用先进的科学手段，提高自身的综合竞争力，才能更好地立足于当今的社会。这种现象在我们的医学领域也有明显的体现。

　　生殖健康是人类健康的中心，生殖医学专门研究人类一生中不同时期生殖系统生理和病理变化，是医学界具有特殊性的一门学科。近年来，生殖医学发展迅速，在临床诊断、治疗方面的新技术和新手段日新月异，突破性的成果层出不穷，在基础理论研究及应用方面也发展迅速，不断涌现出新进展和新成果，为本学科增添了新内容，对临床的实践产生了巨大影响，更为临床应用提供了理论依据。在我国，生殖医学事业的研究也呈现出了一派欣欣向荣的新局面，大多数三级甲等医院都成立了生殖医学科或生殖医学中心，患者及其家属对生殖医学专家的服务要求也越来越高。以往的有关教材和参考书重点介绍生殖医学专业学术界已经公认的基本专业知识。随着时代的发展，学科内一些新的进展未能涵盖，已难以满足广大医务工作者对知识更新的需要，很多医生和护士都渴望有一本介绍生殖医学新理论、新技术和新进展的参考书。

　　麻醉学是一门研究临床麻醉、生命功能调控、重症监测治疗和疼痛诊疗的科学，是外科手术治疗的重要组成部分。在保证患者安全、无痛的前提下和手术医师共同完成手术是麻醉科医师的职责。随着科学技术的进步和现代医学的发展，外科手术愈来愈复杂、精细，麻醉技术获得巨大进步，现代麻醉学的范畴已从手术室内扩展到包括特殊临床麻醉、疼痛诊疗及门诊、ICU、心肺脑复苏、癌痛治疗等在内的其他领域。为适应现代麻醉学的发展形势，满足麻醉科教研工作和麻醉专业人员的需求特编写此书。

姚 莺

2022年1月20日

目　录

第一章 女性生殖内分泌障碍性不孕

第一节 不排卵与黄体功能不足

一、不排卵

几乎每个妇女在生育年龄内都曾经发生过排卵障碍,例如,偶尔因为环境改变或精神压力大发生不排卵。但是,只有长期的不排卵,才能导致不孕。

在排除妊娠、妊娠相关疾病和哺乳的影响后,只要满足下述两项中的一项即可诊断为排卵障碍:①每年月经次数少于8次(不包括8次),不需要基础体温测定;②每年月经次数大于8次(包括8次,月经稀发和月经规律),但是基础体温测定提示每年排卵次数少于8次。

目前尚缺乏设计良好的排卵周期的研究,月经稀发和闭经妇女的排卵率和妊娠率均明显不同,一些月经稀发的妇女随着年龄的增长可趋向正常。

(一)不排卵的临床表现

由于生殖内分泌调节障碍发生的长期反复不排卵现象,临床表现为子宫出血或闭经。无排卵型功能性子宫出血、慢性无排卵型功血是不孕症常见的原因之一。由于没有排卵而不孕和月经周期紊乱,患者多因不孕和月经紊乱、阴道出血就诊。几乎每个妇女在其生殖年龄内都有发生,特别是在青春期和更年期阶段。但是,只有长期的不排卵状态,才能导致不孕。对于已婚妇女,特别是年龄较大、病史较长的妇女,诊断性刮宫和子宫内膜病理检查是必要的。在排除可以诊断导致不排卵和子宫出血的其他疾病后方可诊断功能性出血。诊断时应注意以下问题:①妇科检查无异常发现,B超检查和子宫内膜病理检查无器质性疾病;②黄体酮低于黄体期水平,早卵泡期FSH、LH、PRL、P、E_2和T检查在正常范围;③排除异位激素分泌和影响月经周期的药物;④排除

· 1 ·

其他内分泌疾病的影响,如甲状腺功能亢进、甲状腺功能低下、肾上腺功能异常等;⑤排除激素分泌性肿瘤。

不排卵的临床症状如下。

1.月经紊乱与不规则阴道出血。发育程度不同的卵泡也会不同程度地产生雌激素。但卵泡不能成熟排卵时,由于卵泡不规则地发育和萎缩,子宫内膜不规则地增生和脱落,导致子宫不规则地出血。在较轻的情况下,卵泡能发育到接近成熟,并能维持一段时间分泌雌激素,阴道出血可能有一定的规律。随着卵泡生长和萎缩的不规则性加重,血中雌激素的波动更加明显,则阴道不规则出血更加典型。由于只有长期不排卵才能导致不孕症,所以,多数因不孕症就诊的患者出血量不大。

不规则阴道出血表现为:①出血的周期性无规律,出血周期可以是数天到数十天,或者短暂闭经;②出血持续时间不规律,可从一天到数十天不等。有些妇女可能数十天阴道少量出血,淋漓不断;③出血量不规律,少时只见血迹,多时可数百毫升,出现严重的贫血和休克;④出血的经过不规律,一次阴道出血,出血量时多时少,出血速度变化无常。如果不排卵导致的阴道出血仅仅只是由于下丘脑垂体-卵巢轴的功能障碍产生,称为不排卵型功能性子宫出血(简称功血)。

2.闭经。闭经是一种症状,是由各种原因导致的从青春期到更年期间的无月经来潮状态。目前学术界对停经多长时间才能定义为闭经还没有一致的意见。这里所关注的是病理性闭经。

因不孕症就诊的患者中,闭经多为继发性闭经。常见的闭经原因有:①解剖学异常。其指各种阴道、宫颈和子宫的解剖学异常,不能产生月经或经血不能流出。②慢性不排卵。慢性不排卵是闭经中最为常见的类型,包括3类,即低促性腺激素、正常促性腺激素和高促性腺激素性闭经。

不排卵时,闭经时间可长可短,如果体内因不排卵产生雌激素波动,则常常在短时间闭经后有阴道出血。

3.不孕。不排卵,当然不孕。不孕可为原发性或继发性。在不排卵的患者中,个别人也因偶尔排卵而妊娠。在临床工作中,即使诊断有慢性不排卵现象,当有月经过期时,应排除妊娠。

4.单相基础体温。由于没有黄体酮的作用,基础体温呈单相变化。

5.单相基础体温与月经周期有关的其他周期性丧失。可以观测到的女性生殖生理中的其他周期性丧失,如宫颈黏液、阴道脱落细胞。

6.其他。在继发性闭经中,如果体内雌激素十分低下,可出现潮热、阵发性心慌出汗等更年期症状。伴有雄激素过多者,可有多毛、痤疮等。伴有高催乳素血症者,可有泌乳现象。

(二)不排卵的诊断

不排卵是不孕症常见的原因之一。由于没有排卵,患者多因不孕和月经紊乱、阴道异常出血就诊,临床称为功血。功血的诊断是采用排除方式进行的。对于已婚妇女,特别是年龄较大,病史较长的妇女,诊断性刮宫和子宫内膜病理检查是必要的。在排除其他疾病导致子宫异常出血后方可诊断功血。除了在前面所描述的各种不排卵的表现外,诊断时还应注意以下问题:①妇科检查无异常发现,B超检查和子宫内膜病理检查无器质性疾病;②黄体酮低于黄体期水平,FSH、LH、PRL、P、E_2和T检查在正常范围;③排除异位激素分泌和服用影响月经周期的药物;④排除其他内分泌疾病的影响,如甲状腺功能亢进、甲状腺功能低下、肾上腺功能异常等;⑤排除激素分泌性肿瘤。

1.病史。详细了解异常子宫出血的类型、发病时间、病程经过、出血前有无停经史及以往治疗经过。注意患者的年龄、激素类药物使用史及全身与生殖系统有无相关疾病,如肝脏疾病、血液病、糖尿病、甲状腺疾病、肾上腺疾病等。

2.体格检查。包括妇科检查和全身检查,排除生殖器官及全身性器质性病变。

3.辅助检查。

(1)子宫内膜活组织检查:如果活检的目的是为了解有无排卵,最好在月经前或月经来潮12h内,取少许子宫内膜检查,如有分泌改变说明有排卵,如是增生改变,说明没有排卵。如疑有子宫内膜不规则剥脱,应在出血的第五天取材。

(2)超声检查:了解子宫大小、形状,子宫内膜厚度及宫腔内病变等。

(3)宫腔镜检查:在宫腔镜直视下,选择病变区进行活检,可诊断各种宫腔内病变,如子宫内膜息肉、子宫黏膜下肌瘤、子宫内膜癌等。

(4)基础体温测定:在月经来潮第一天开始每天早晨起床活动前,将体温计放在舌下,试表5min并记录下来,一直测定到下次月经来潮。正常在月经第十四天左右排卵,排卵后体温上升0.3℃~0.5℃,持续12d左右,如体温没有上升,基础体温呈单相型,提示无排卵。如果上升缓慢、持续时间短或上升不到0.3℃,基础体温呈双相型,提示有排卵,并预示黄体功能不全。

(5)激素测定:于月经周期黄体期合适时间(第二十一天)测定血孕酮值,若升高,提示近期有排卵。但常因出血频繁,难以选择测定孕激素的时间。测定血睾酮、催乳素水平及甲状腺功能,以排除其他内分泌疾病。

(三)不排卵的治疗

1.一般治疗。出血时间久且伴有贫血者,应纠正贫血。过于消瘦者,要加强营养,增加体重。过于肥胖者,应当减肥。有些妇女由于不孕,有严重的心理压力,也会影响到生殖内分泌的调节过程,应当克服,必要时可以进行心理咨询。

2.止血。多数情况下因不孕症就诊的患者阴道出血不多。月经紊乱的患者需要止血和调经。从止血机制来分,止血方法有两种,即子宫内膜脱落止血和子宫内膜增生止血。

(1)子宫内膜脱落止血:使增生的不规则脱落的子宫内膜完全脱落,新的内膜再生长,以达到止血的目的。刮宫是最为直接的方法。刮宫不但可以使子宫内膜立即脱落,达到止血的目的,而且对于长期月经紊乱的妇女,刮出的内膜进行病理检查还可以帮助了解子宫内膜的状态,以利于由于不排卵继发的子宫内膜增殖症的诊断和治疗。月经紊乱时间久、年龄较大、出血多,但一般情况尚好的妇女应首选刮宫。目前多主张宫腔镜下诊刮,可以观察子宫内膜病变部位。

孕激素止血也是临床常用的止血方法。用药后,孕激素发挥两个方面的作用,一是使子宫内膜转化为分泌期,二是抑制下丘脑的功能,使卵巢来源的雌激素下降。在停药后,体内处于低雌、孕激素状态,子宫内膜完全脱落。孕激素的用量有以下原则,即黄体酮每日用量不得少于10mg;总量应达50mg以上;用药时间一般为3~5d。除了黄体酮外,其他合成黄体激素也可以用于止血。应用口服黄体酮胶丸(安琪坦)0.1g/次,每日2次,连用3~5d,阴道出血即可停止,停药后3~7d出现撤退性出血。撤退性出血一般与正常月经一样。如果不排卵时间长,子宫内膜增厚,撤退性出血的时间可能略长,量略有增加。

如果撤退出血量过多,可合用丙酸睾酮25~50mg/d,共3~5d,以减少出血量。撤退出血期间应用纤维蛋白溶解抑制剂可减少出血。

(2)使子宫内膜增生止血:常用的方法是雌激素止血。适用于阴道出血多而患者不能承受刮宫的妇女,在不孕症患者中较为少用。通过应用大剂量的雌激素,使脱落的子宫内膜创面增生修复而止血。使用时应遵循以下原则,即起始剂量应足。当患者情况差,需要立即止血,如果剂量不足,则不能达到止血,要达到止血,必须再增加更大的剂量。药物减量要慢,过快的减量可导致突破出血,再止血则需用比减量前更大的剂量才能使出血停止,用药必须规则。严格按用药时间用药(如8h用药1次或6h用药1次),否则可产生体内雌激素波动,不易止血,必须使用孕激素。任何功能层的子宫内膜最终必须脱落,孕激素撤退有利于其脱落,能减少药物撤退时的出血。

用药方法:戊酸雌二醇(补佳乐)2mg口服,每6~8h/次。一般用药后24h内出血停止。出血停止后3d,每3d减少用量的1/3,直到1mg/d,维持用药到21d。在最后5d加用黄体酮针剂10~20mg/d,肌肉注射,或口服黄体酮胶丸(安琪坦),0.2g/d,分早、晚各0.1g,连用5d,停药2~5d出现撤退性出血。

出血停止后应迅速改善患者的营养和贫血状态。撤退性出血时可应用睾酮和纤维蛋白溶解抑制剂,以减少出血。

3.调整月经周期。纠正子宫内膜增殖性病变与调经应在刮宫后3~5d或雌、孕激素撤退性出血后3~5d,开始纠正子宫内膜增殖性病变或调整月经周期。

子宫内膜简单型增生过长经过刮宫、孕激素撤退出血后,简单的人工周期即可恢复。复杂型子宫内膜增生过长在应用大剂量的孕激素3个月后,可以得到纠正和转归。炔诺酮5mg/d,或甲羟孕酮8mg/d,或甲地孕酮6mg/d。用药可以持续用药,也可以按周期用药。持续用药时,如中期有少许子宫出血,可以补充少量雌激素。

子宫内膜不典型增生过长被认为是癌前病变,必须加以处理。对于不孕症的患者,保留子宫是必要的。高活性孕激素药物,可以使病变转归。在用药6个月后可行子宫内膜病理学检查,如病变转归,可以停药进行受孕治疗。有1例IVF患者,因为子宫内膜增厚,诊刮发现子宫内膜非典型性增生过长,经1年半时间内妇科3次刮宫和服用高效黄体酮治疗后,患者行自然周期冻融胚

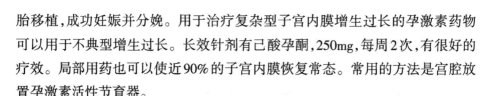

胎移植,成功妊娠并分娩。用于治疗复杂型子宫内膜增生过长的孕激素药物可以用于不典型增生过长。长效针剂有己酸孕酮,250mg,每周2次,有很好的疗效。局部用药也可以使近90%的子宫内膜恢复常态。常用的方法是宫腔放置孕激素活性节育器。

无子宫内膜增殖性病变的妇女在止血后即可调经治疗。所谓调经,就是应用雌、孕激素药物,模拟正常月经周期中的周期性改变,抑制HPOA不正常的功能状态,恢复子宫内膜的周期性改变。通常使用人工周期的方法:①雌孕激素序贯法。在子宫撤退性出血的第三至第五天,每日戊酸雌二醇(补佳乐)1mg,共21d。在用药的最后3d增加黄体酮针剂20mg/d,或者口服黄体酮胶丸(安琪坦)0.2g/d,分早、晚各0.1g,连用5d,停药后3~7d撤退性子宫出血。②雌孕激素合并法。常用的药物为短效口服避孕药。例如,炔雌醇环丙孕酮(达英-35)1片/d,连用21d。用药方法按避孕方法使用。一般调整2~3个周期。

4.促排卵与受孕治疗。除了年龄较大的不孕妇女外,促排卵治疗是不排卵患者受孕治疗的必经过程。常用的药物有氯米芬、Gn等。

多数不排卵型功血患者对促排卵有效,并可受孕。即使是发生了子宫内膜不典型增生的患者,经过治疗后诱发排卵率可达80%以上,约30%的患者可以自然受孕。

年龄较大的不排卵不孕妇女如果促排卵无效,可以采用供卵技术实施体外受精与胚胎移植,年龄限制在50岁以下,避免高龄妊娠及分娩并发症的风险。

二、黄体功能缺陷

黄体功能缺陷(LPD)又称黄体功能不足,是指排卵后卵泡形成的黄体功能不全,分泌黄体酮不足,或黄体过早退化,以致子宫内膜分泌反应性降低,临床上以分泌期子宫内膜发育延迟,内膜发育与孕卵发育不同步为主要特征。

早在1949年,Jones已经认识到黄体分泌黄体酮不足是不孕症和习惯性流产的原因。由于诊断标准的区别和对正常月经周期中子宫内膜周期变化理解的差异,目前还没有黄体功能不足在人群中准确的发生率。黄体功能不足在不孕症患者中的发病率为2%~20%,其中有25%~60%的患者有反复发作的流产病史。在氯米芬诱发排卵的周期中,20%~50%的周期出现黄体功能不足。

(一)黄体功能不足的临床表现

1.月经周期过短。少数患者表现为月经周期缩短。其缩短的原因在于黄体期缩短,卵泡期一般无影响。

2.不孕。如果黄体期过短,胚胎不能及时黄体营救,或因子宫内膜发育过度延迟,致使胚胎不能着床,患者表现为原发或继发不孕。

3.习惯性流产。如果胚胎能够着床,并能及时黄体营救,但由于黄体功能不足,致使黄体在早孕期间不能使子宫适应于妊娠,患者常表现为妊娠早期的习惯性流产。流产多发生于妊娠40~50d。

(二)黄体功能不足的诊断

黄体功能不足的诊断主要依靠辅助检查。主要检查方法有以下几种。

1.黄体期确定。测定黄体期有两种方法:一是基础体温(BBT),二是测定LH峰。前者较为简便,后者可靠,如结合B超卵泡检测进行,则更为准确。

(1)基础体温:黄体酮作用于下丘脑,使体温升高,因此孕激素的作用可以通过BBT反映。由于BBT易受睡眠情况、服药、饮食、疾病等因素影响,BBT测定误差较大,不宜单独用以诊断黄体功能不足,但是在指导选择子宫内膜活检和孕激素检测时间方面,不失为一个良好的方法。

所谓BBT,是指睡眠足6h的清晨醒后未进行任何活动,立即用口表测定的体温。由于卵泡期没有黄体酮,基础体温较低,排卵后,黄体分泌黄体酮,BBT升高(0.3℃以上)。体温升高的期限,就是黄体期。在月经周期中,BBT有低相和高相的,称为双相基础体温。BBT用于判断排卵和黄体期的长短。BBT的黄体功能不足诊断标准:黄体期体温升高迟缓(多于2d),高温相缩短(少于10d),高温相不稳定,波动0.11℃~0.12℃。有人主张,BBT升高在0.5℃以下者为黄体功能不全,其准确性有待于进一步证实。

(2)LH峰:卵泡成熟后,在高雌激素的反馈下,出现LH峰。LH峰是排卵的重要内分泌机制。一般排卵在LH峰后36h左右发生。由于LH直接与排卵有关,影响因素少,判断客观,可用于黄体期判断。判断方法是在卵泡直径16mm以上时,每6h测血LH或尿LH,如果血LH升高,或尿LH出现阳性,说明排卵将在30~36h发生(从LH峰开始到排卵约36h,LH峰约持续48h)。

(3)黄体期判断:妇女的月经周期中,卵泡期变化大,并随着年龄的增大而缩短,但黄体期相对稳定。黄体功能不足等患者的黄体期如果从LH峰出现时开始计算,约为14.1d,如果以BBT为标志,高温相(黄体期)平均为11.8d,明显短于正常人(分别为15.5d和13.4d)。由于多数黄体功能不足患者的黄体期正常,以黄体期为标准诊断只适用于黄体期缩短的患者。如果黄体期以LH峰计算不足12d,或以BBT增高计算不足10d,即可诊断黄体功能不足。

2.黄体酮测定。虽然黄体功能不足是黄体分泌黄体酮不足,通过黄体酮浓度来判断排卵较有价值,但判断黄体功能则十分困难。有些人黄体酮浓度较低,但子宫内膜的发育良好;有些人黄体酮浓度较高,但子宫内膜发育不良。合理的解释是每一个个体对孕激素的敏感性不同,足够的黄体酮分泌应当以满足自身的子宫内膜发育为标准。在血液中,黄体功能不足时,黄体期的黄体酮水平低于正常水平。在月经周期中是一个连续的过程,是指整个黄体酮浓度曲线的下移。这就是说,如果要用黄体酮判断黄体功能,必须在黄体期每天测定血黄体酮的浓度,这显然是不实用的。有人试图简化这个过程,采用黄体中期血黄体酮为指标进行判断黄体的黄体酮分泌功能。黄体分泌黄体酮的最高值在黄体中期,但报道值差异很大,为6.3~12.5ng/mL。但是,由于黄体酮的个体差异和每日的变异很大,单次检查结果很难进行功能评价。另有人采用黄体中期隔日(排卵后的第5、7、9天)的3次血浓度,取其平均值,此平均值低于15ng/mL黄体晚期的血浓度进行黄体功能判断,都缺乏准确性。由于每日检查血液黄体酮不便,有人采用测定唾液黄体酮浓度来判断黄体功能。在黄体功能不足的患者中,唾液黄体酮曲线明显偏低。但其临床的应用价值还有待于进一步研究。

3.子宫内膜活检。子宫内膜活检是黄体功能不足诊断的金标准。任何有关黄体功能的诊断都须得到子宫内膜状态的证实。子宫内膜在月经周期中发生着周期性的变化,每一天的子宫内膜都有别于其他时期。早在1950年,人们就已经确定了28d月经周期的每一天子宫内膜发育的形态学变化,并主要利用子宫内膜间质的变化,对黄体晚期的子宫内膜进行了详细的时间确定。

进行子宫内膜活检以判断黄体功能具有特殊的要求。取材时间应在月经前3d以内,越近月经期好,越能反映子宫内膜的终极状态。应用月经来潮后的子宫内膜和月经周期第二十五天以前(按月经周期为28d计算)取得的子宫内膜判断黄体功能十分困难且不准确。取材部位应当取自子宫底部。子宫底部的内膜对孕激素的反应最早,也最好。以取材后月经来潮日为标准(其前一日为月经周期时间表的第28天),子宫内膜发育(腺体或间质)晚于时间表子宫内膜3d以上者,为黄体功能不足。判断黄体功能不足至少需要两次活检病理检查。如果两次结果一次正常，一次异常，则需要进行第三次活检。由于临床工作中确定月经来潮有一定的困难，因此难以确定活检时间，有些医生建议在月经来潮后12h内（或6h内）取子宫内膜活检，这种方式判断子宫内膜是否有分泌期反应是可取的，但判断黄体功能是不准确的。在活检周期前进行BBT测定或卵泡监测对于确定活检时间具有很大的帮助。

4.其他方法。电子显微镜子宫内膜腺上皮的超显微结构分析，对于判断黄体功能具有一定的价值。尽管在同一个活检标本中，腺体与腺体间有很大的差异，但可以预测，随着对子宫内膜超显微结构的深入了解，今后在黄体功能不足的诊断中将有重要的意义。形态测量是定量分析二维和三维结构的一门学科。用形态测量方法分析子宫内膜具有使形态学技术分析量化的优点，有利于形态学判断的客观化和自动化。国内外就子宫内膜功能状态进行了一些研究。通过形态测量判断子宫内膜在月经周期中的发育情况，已经进行了探讨，具有一定的作用，但准确性还有待于进一步提高。在未来形态测量将对月经周期中子宫内膜的判断上发挥重要的作用。孕激素相关子宫内膜蛋白（PEP）是编码于染色体9q33.1的蛋白质。黄体功能不全时PEP下降，PEP低下时，有不孕的倾向。PEP诊断黄体功能不足的准确性还有待进一步研究。

（三）黄体功能不足的受孕治疗

1.补充黄体酮。其是最常用的治疗方法之一。Li等曾分别用标准剂量、5倍、1/5剂量的孕激素进行研究，认为子宫内膜腺体成分对孕激素的敏感性高于基质，标准剂量的孕激素已能达到最大刺激，再增大剂量无进一步的影响，且剂量过大有导致闭经和体重增加的危险，并可抑制排卵，所以甲羟孕酮每日8mg是比较理想、有效和安全的剂量。对于生育年龄黄体功能不良所致的有排卵性功能性子宫出血，推荐于排卵后每日肌注黄体酮20mg，或口服天然黄体酮胶丸（安琪坦）100mg/次，每日2次，14d查尿HCG，如妊娠，继续用药至排卵后70d。如未受孕则停药。

2.刺激黄体功能。HCG是一种促黄体寿命延长的常用药物。但在超促排卵（临床证实无论是应用GnRH激动剂或拮抗剂的超促排卵，均存在LPD）黄体支持时，使用HCG有导致或加重卵巢过度刺激的危险。注射HCG方法是于排卵后隔2日注射HCG 1000IU，共3次，如果卵泡数目少于4枚可以每2日注射2000IU，共3次。停药5d化验血β-HCG，查是否妊娠。如果已经妊娠，继续应用黄体酮20mg/d肌注,至排卵70d。须注意,由于应用了HCG,在判断早孕时有时会出现错误,这时可以通过观察HCG的动态变化区分药物的HCG或妊娠产生的HCG。

3.诱发排卵。卵泡的发育程度和质量直接关系到黄体的功能。由于FSH分泌不足,影响E_2的合成、颗粒细胞的分裂与诱发FSH受体及LH受体,导致LPD。诱发排卵促进卵泡的发育可用于治疗有生育需求的LPD患者。目前促卵泡发育的药物有氯米芬、促性腺激素(FSH和HMG)。在诱发卵泡发育过程中,若卵泡发育良好,自发破裂排卵,黄体形成良好。

氯米芬促排卵:可以使卵泡期的FSH增高,有利于卵泡的发育,从而改善黄体的功能。但是,有关其效果报道差别很大,其原因在于氯米芬可以使FSH升高,但由于其抗雌激素作用,颗粒细胞的发育受到影响,子宫内膜孕激素受体下降,敏感性下降。这对于黄体功能和黄体酮发挥作用不利。用药方法是从月经的第三至第五天开始口服氯米芬50~100mg,共5d。为了纠正其抗雌激素的不良作用,可于停用氯米芬的第一天开始口服戊酸雌二醇(补佳乐)1mg/d,用药5d后停药。

促性腺激素促排卵:应用HMG或FSH促进卵泡生长发育,提高黄体功能。根据对药物的敏感不同,从月经的第五天开始,每日注射HMG或FSH 75~150IU。用药时要监测卵泡,如果过度敏感,可减量甚至停药。当卵泡直径大于18mm时,可应用HCG(艾泽250μg/d)促使排卵。但此法可致多卵泡生长和排卵,产生体内高类固醇激素状态,影响黄体的寿命,同时也容易产生多胎,应慎重使用。排卵后可辅助应用黄体酮或HCG维持黄体。

4.针对黄体血供和黄体功能进行治疗。近期学者的研究表明,LPD患者的黄体血供减少,通过给予维生素E(100mg/d),L-arginine(6g/d)或HCG(2000IU/d)可降低黄体血流阻力,改善黄体血供,黄体中期黄体酮水平提高,从而治疗LPD。该项研究还发现,单独应用黄体酮不能降低黄体血流阻力,改善黄体血供。

5.GnRH。脉冲式GnRH可促进卵泡发育,有利于黄体功能。进一步的研究尚在进行中。

6.预防性的黄体功能维持。对于应用氯米芬、Gn促排卵的周期或IVF-ET的治疗周期,可用黄体酮或HCG预防性维持黄体。

第二节 闭经

规律月经周期的建立和维持是育龄期女性生殖健康的重要表现,除青春期前、妊娠期、哺乳期及绝经期以外,月经暂时或永久停止均属于病理性闭经。闭经是妇科疾病的常见症状之一,发生率为3%~5%,通常可分为原发性闭经和继发性闭经。原发性闭经是指年龄>14岁,第二性征仍未发育,或年龄>16岁,有第二性征发育,但无月经来潮。继发性闭经是指已建立规律的月经周期后,停经超过6个月或既往3个月经周期。

一、病因及分类

闭经病因复杂,可发生于下丘脑-垂体-卵巢轴及其靶器官中的任一环节。2011年中华医学会妇产科学分会内分泌学组在《闭经诊断与治疗指南(试行)》中,根据生殖轴病变和功能失调的部位将闭经病因分为5类:下丘脑性闭经、垂体性闭经、卵巢性闭经、子宫性闭经以及下生殖道发育异常性闭经。

1.下丘脑性闭经。其主要包括功能性、遗传性、器质性和药物性,其中较常见的为中枢-下丘脑功能异常。精神心理应激、体重改变、营养不良和过度运动均可影响下丘脑功能。环境改变或过度紧张等精神应激可刺激促肾上腺皮质激素释放激素和皮质激素的分泌,进而引起内源性阿片肽合成增加,放大后者对垂体促性腺激素分泌的抑制作用。体重改变对生殖轴内分泌功能的影响也早有定论,体重骤降可导致血清促性腺激素水平减低,但其机制尚不明确。研究发现,当体重减少正常体重的15%以上时即出现闭经。过度运动导致的运动性闭经多见于从事竞技性体育运动或其他高强度训练的运动员。流行病学研究显示,女运动员发生闭经的风险为正常同龄女性的4倍,其中长跑运动员闭经的发生率最高。此外,慢性消耗性疾病,如青春期糖尿病、晚期肾脏疾病、恶性肿瘤、获得性免疫缺陷综合征等,也可导致功能性下丘脑性闭经。体脂减少及低营养状态引起的瘦素下降可能是其生殖轴功能抑制的机制之一,不过这些疾病在育龄期女性中发病率均较低。功能性下丘脑性闭经多为继发性闭经,仅约3%表现为原发性闭经。大部分患者的第二性征均可发育,且在治疗后其月经异常表现可以逆转。

基因缺陷引起的闭经主要包括GnRH受体1基因突变所致的特发性低促

性腺激素性闭经和KAL-1基因缺失或突变导致的Kallmann综合征。在胚胎发育过程中，GnRH细胞沿嗅神经上行至下丘脑弓形核，分泌促性腺激素释放激素（CnRH），刺激垂体分泌促激腺激素。KAL-1基因缺失或突变可导致嗅神经发育不全，不能到达下丘脑，GnRH神经元也因此不能在正常部位分泌GnRH，继而影响了生殖生理功能。所以，Kallmann综合征患者除有原发性闭经表现外，还多伴有不同程度的嗅觉障碍。

其他下丘脑器质性损伤，如肿瘤、创伤、化疗等，也可导致闭经。颅咽管瘤是最常见的下丘脑肿瘤，多位于蝶鞍之上，少数在鞍内。肿瘤沿垂体柄生长，可压迫垂体柄，影响GnRH和多巴胺的运输，导致垂体促性腺激素分泌减少、催乳素（PRL）分泌增加。

此外，部分药物也可直接影响生殖轴内分泌功能。避孕药或孕激素可直接抑制GnRH的分泌；一些抗精神病药物，如氯丙嗪等，可抑制多巴胺分泌，进而引起垂体PRL分泌增加，继而反馈抑制GnRH。长期应用此类药物可导致药物性闭经。不过其症状多可在停药后逆转，如停药6个月后仍未恢复月经，则应注意排除其他疾病。

2.垂体性闭经。其是指由于垂体病变导致的促性腺激素分泌低下引起的闭经，常见病因包括垂体肿瘤、空蝶鞍综合征、Sheehan综合征和先天垂体病变。

垂体肿瘤占颅内肿瘤的7%～10%，其病理类型多样，最常见的为分泌PRL腺瘤，过量分泌的PRL可反馈抑制GnRH导致闭经。空蝶鞍综合征发生率为5%～20%，患者由于蝶鞍隔发育不全或被破坏，致使充满脑脊液的蛛网膜下腔下延至垂体窝，压迫腺垂体，阻断了GnRH和多巴胺的传导。需注意，空蝶鞍综合征可与垂体腺瘤并存，在临床工作中应注意鉴别。Sheehan综合征是由产后大出血或休克所导致的垂体急性梗死或坏死，表现为垂体功能低下，包括促性腺激素、PRL分泌减少，偶见生长激素下滑。此外，还可累及性腺、甲状腺和肾上腺等靶腺功能，导致促肾上腺激素、促甲状腺激素（TSH）减低。以上3种垂体病变可表现为原发性闭经或继发性闭经。

先天性垂体病变主要是指单一促性腺激素分泌功能低下和垂体生长激素缺乏症，二者均表现为原发性闭经。前者同时伴有促性腺激素缺乏症状，卵巢内有始基卵泡和初级卵泡，外源性促性腺激素可刺激卵泡发育并诱发排卵。后者主要特点为生长激素水平低下，患者身材矮小，但体态匀称，智力正常，对于垂体生长激素缺乏症患者,早期补充生长激素可增加身高,并能有正常月经初潮。

3.卵巢性闭经。其指卵巢发育异常或功能衰退引起的闭经,属于高促性腺激素性闭经,包括先天性性腺发育不全、酶缺陷、卵巢抵抗综合征和卵巢早衰。

先天性性腺发育不全患者,性腺发育呈条索状或发育不全,原发性闭经,性征幼稚。染色体核型可为正常的46,XX或46,XY,称为单纯性性腺发育不全;也可表现为45,XO(Tuner综合征)及其嵌合体Tuner综合征患者多伴有特征性体征,如身材矮小、蹼颈、肘外翻等。需注意的是,对于46,XY单纯性性腺发育不全(Swyer综合征)患者,一旦确诊需切除性腺,以预防肿瘤的发生。

17α-羟化酶或芳香化酶缺乏及卵巢抵抗综合征患者卵巢发育均正常,且有始基卵泡和初级卵泡存在,但无卵泡发育和排卵,表现为原发性闭经。其区别在于前者由于雌激素合成障碍,体内雌激素水平低下,性征幼稚;而后者卵泡虽然对促性腺激素不敏感,不能分泌雌激素,但高水平促黄体生成素(LH)可刺激卵巢间质合成雄烯二酮,而雄烯二酮可在外周组织转化为雌二醇,维持性征发育至接近正常。

卵巢早衰(POF)是指女性40岁前绝经,促卵泡生成素(FSH)水平超过40U/L,其发病与遗传因素、病毒感染、自身免疫性疾病、医源性损伤或特发性原因有关。约10%的患者存在家族史,对于POF患者均应检测其染色体核型。分子遗传学研究证实,卵巢功能相关基因定位于Xq21.3-q27或Xq26.1-q27以及Xq13.3-q21.1,X染色体的畸变、增加或缺失,均可导致相关基因异常或缺失,卵子发育障碍,进而发生POF。目前,已发现20余种POF相关基因,其中较为公认的是位于X染色体上的FMR1基因。FMRI基因5'非翻译区的CGG三核苷酸扩展可导致脆性X综合征。研究显示,约16%的脆性X综合征前突变患者会发生过早绝经。此外,一些常染色体异常,如磷酸甘露糖变位酶2基因、半乳糖-1-磷酸尿苷酰转移酶基因、FSH受体基因、自身免疫调节因子基因等的突变,也可导致卵巢早衰。因此,对于卵巢早衰患者应详细询问家族史,特别是对于已生育后代的患者,遗传学检查可为其子代生殖健康提供更多信息。除遗传异常外,免疫性因素也是POF的主要原因。近40%的POF患者可能存在自身免疫性疾病,最常见的为自身免疫性甲状腺炎。而胰岛素依赖性糖尿病、重症肌无力及甲状旁腺疾病患者中POF的发生率也略高于一般人群。虽然自身免疫性卵巢炎发生率很低,但在这部分患者中,10%~60%会发生卵巢功能衰竭,可见免疫因素在卵巢早衰的发病机制中起重要作用。不过,目前尚无有效的标记抗体可以确诊自身免疫性卵巢早衰,也无有效治疗手段。部分医源性因素,如放疗、化疗,也可损伤卵巢功能导致 POF,不过化疗患者卵巢内仍存在大量停止发育的原始卵泡,因此,在停用化疗药物后,65%~70% 的患者卵巢功能可恢复正常。

4.子宫性闭经。其可分为两类:先天性子宫畸形(包括苗勒管发育异常和雄激素不敏感综合征)和获得性子宫内膜损伤。苗勒管发育异常约占原发性闭经的10%,多伴有泌尿系统畸形,如单侧肾缺如、盆腔肾、马蹄肾、肾盂积水、输尿管重复畸形等。临床中,苗勒管发育异常需与完全性雄激素不敏感综合征相鉴别。二者临床表现相似,外生殖器均呈女性型,发育幼稚,无阴道或阴道短小。不过后者染色体核型为46,XY,血清睾酮水平在正常男性范围且有睾丸发育。对于该类患者,可通过辅助检查确诊。有研究证明,雄激素不敏感综合征患者青春期前发生睾丸肿瘤的风险为3.6%,青春期后发生恶性肿瘤的机会随年龄增长而增加,20岁时恶变率为3%~5%,50岁时可达50%。不过,睾丸分泌的睾酮及其转化的雌激素对青春期身高增长以及女性第二性征发育有重要意义,故应在青春期后切除睾丸,建议在25岁后行性腺切除。性腺切除后应给予雌激素替代治疗以维持女性第二性征。

获得性子宫内膜损伤主要见于产后或人工流产术后过度刮宫导致的子宫内膜基底层损伤和粘连(Ashennan综合征)以及子宫内膜结核引起的宫腔粘连、变形和瘢痕形成。子宫输卵管造影或宫腔镜检查可明确诊断。

5.下生殖道发育异常性闭经。下生殖道发育异常包括处女膜闭锁、阴道横隔和先天性阴道或宫颈缺如。患者多存在周期性腹痛伴梗阻部位上方积血,可继发子宫内膜炎及盆腔粘连。该类患者确诊后需行引流及矫治术。

6.其他。除以上5种类型外,其他雄激素过量性疾病和自身免疫性甲状腺疾病,包括多囊卵巢综合征、先天性肾上腺皮质增生症、卵泡膜细胞增殖症、分泌雄激素肿瘤、桥本氏甲状腺炎和Graves病等,也可影响排卵功能,导致闭经。雄激素过量性疾病患者可表现出不同程度的高雄激素症状,如多毛、男性化等。多囊卵巢综合征和先天性肾上腺皮质增生症临床表现相近,基础状态及促肾上腺皮质激素兴奋后,17-羟孕酮测定可协助鉴别诊断。分泌雄激素肿瘤患者血清雄激素水平显著升高,总睾酮可 >200ng/dL 或高于正常上限值2.5

倍,并呈进行性增加。卵巢和肾上腺影像学检查可明确诊断。

二、诊断步骤

(一)病史采集

对于闭经患者,应详细询问其月经史、婚育史、子宫手术史、用药史、家族史以及发病可能诱因和伴随症状,如精神心理创伤、环境变化、运动性职业或高强度运动、营养状况及有无头痛、溢乳等;原发性闭经者还应了解其青春期生长和发育进程。

(二)体格检查

和妇科检查体格检查应记录其身高、体重、有无体格发育畸形、皮肤色泽及毛发分布、第二性征发育情况、甲状腺有无肿大、乳房有无溢乳、视野有无改变。原发性闭经性征幼稚者还应检查嗅觉有无缺失,并通过妇科检查了解患者内、外生殖器发育情况及有无畸形。已婚女性阴道及宫颈黏液可以反映其体内雌激素的水平。

(三)辅助检查

通过相关病史及体征一般可对病变环节建立初步印象,辅助检查可进一步确定诊断。需注意,有性生活史的患者应首先排除妊娠。

1. 激素测定。包括血清 FSH、LH、PRL 及 TSH 的测定。FSH>12U/L,提示卵巢功能减退;>40U/L 提示卵巢功能衰竭。LH<5U/L 提示促性腺激素水平低下,病变在下丘脑或者垂体水平。血 PRL>25mg/L 可诊断为高 PRL 血症;>100mg/L 提示垂体分泌 PRL 腺瘤可能性大,应进行影像学检查确诊。

此外,对于有临床高雄激素体征或肥胖患者,还应测定睾酮、硫酸脱氢表雄酮、黄体酮和 17-羟孕酮、胰岛素等,以确定是否存在高雄激素血症、先天性 21-羟化酶缺乏、多囊卵巢综合征或胰岛素抵抗等疾病。

2. 孕激素及雌激素试验。对于妇科检查确定无内外生殖器发育畸形的患者可行孕激素试验判断内源性雌激素水平。如孕激素撤退后有流血说明体内有一定水平的内源性雌激素,如停药后无流血可进一步行雌激素试验。雌激素试验有撤退性流血说明患者内源性雌激素水平低下,停药后仍无流血者可证实为子宫病变所致闭经。孕激素及雌激素试验具体方法如下:

孕激素试验:①黄体酮针剂肌内注射,20mg/d,连用 3～5d;②口服醋酸甲羟孕酮,10mg/d,连用8～10d;③口服地屈孕酮,10～20mg/d,连用10d;④口服微粒化黄体酮,200mg/d,连用10d。

雌激素试验:先给予足量雌激素如17β-雌二醇或戊酸雌二醇2～4mg/d,或妊马雌酮0.625～1.25mg/d,连用20～30d,后加用孕激素(药物种类及用法同孕激素试验)。

3.其他辅助检查。盆腔超声可观察子宫形态、内膜厚度、卵巢大小以及储备,并可明确有无盆腔占位性病变和卵巢肿瘤。高促性腺激素性闭经及性腺发育异常患者应进行染色体核型检查。子宫性闭经患者可行子宫输卵管造影或宫腔镜检查确定有无宫腔粘连。对于有高PRL血症,特别是伴有头痛、溢乳或视野改变者应行颅脑MRI或CT检查以确诊。有明显男性化体征的患者还应行肾上腺和卵巢的超声或MRI检查以排除肿瘤。

原发性及继发性闭经的病因诊断存在共性亦有个性,因而在临床工作中应分别建立诊断思路。《闭经诊断与治疗指南(试行)》中分别给出了二者的诊断路径(图1-1,图1-2),不过在临床应用时还应灵活把握,根据患者情况进行个体化诊疗。

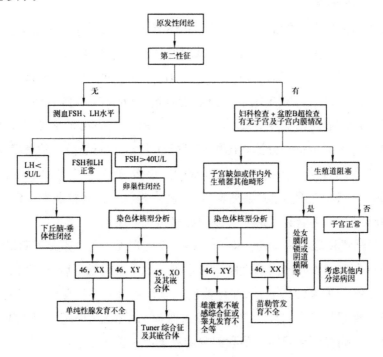

图1-1 原发性闭经的诊断流程

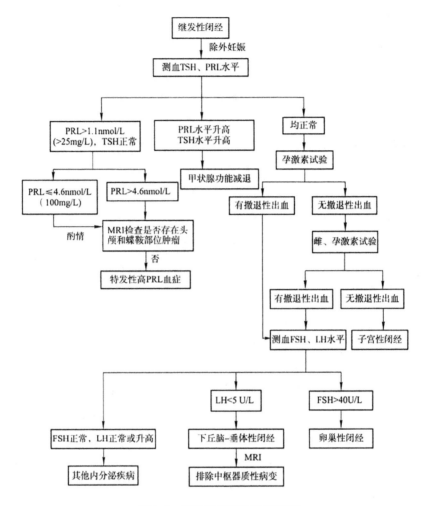

图1-2 继发性闭经的诊断流程

三、闭经的治疗

闭经患者治疗方案的选择主要取决于其病变环节。

(一)病因治疗

对于功能性和药物性下丘脑性闭经患者,去除诱因后,一般均可恢复月经。对存在精神应激的患者,应进行心理疏导,消除紧张及焦虑情绪;体重过低或节食消瘦所致闭经者,需调整饮食,增加热量摄入;运动性闭经者,应减少运动量,加强营养;有明确的影响生殖内分泌功能的药物服用史的患者,停药后即可恢复月经,如停药后6个月闭经仍无改善,则应注意排除其他疾病。

(二)药物治疗

1.雌激素人工周期替代疗法。适用于内源性雌激素水平低下患者,可根据患者治疗目的选择合适剂量。维持生理剂量需妊马雌酮0.625mg或17β-雌二醇/戊酸雌二醇1mg;维持子宫发育及受孕准备,则需增量至2～4倍。每周期21d,最后7～10d加用孕激素(具体药物及用法见孕激素试验)。需注意,对于青春期患者,在身高尚未达到预期高度时应从小剂量开始(妊马雌酮0.3mg/d或17β-雌二醇/戊酸雌二醇0.5mg/d),在达到预期身高后,可增加至生理剂量,待子宫发育后行人工周期替代治疗。雌激素不仅可以维持女性生殖系统发育,且对神经、心血管、骨骼等全身各系统健康都有重要意义。研究证实,低雌激素血症患者心血管疾病和骨质疏松的发生率显著增加。

2.单纯孕激素治疗。适用于有一定内源性雌激素水平的患者。具体药物及用法见孕激素试验,建议每30～40d应用一次。孕激素治疗可阻断持续雌激素刺激引起的内膜过度增生。

3.其他药物治疗。对有高PRL血症患者应采用溴隐亭治疗,无垂体肿瘤的功能性高PRL血症者,治疗剂量为2.5～5mg/d,一般5～6周多可恢复月经;垂体腺瘤患者应每日口服5～7.5mg,一般3个月即可发现肿瘤缩小。开始用药时应注意小剂量起始,逐渐增至治疗剂量,以避免或减轻药物不良反应。对多囊卵巢综合征患者,可应用口服避孕药,同时达到降雄激素和调整月经周期的双重目的。对于甲状腺功能减低者,可应用甲状腺素治疗。

(三)手术治疗

适用于有器质性病变的患者。下生殖道畸形性闭经患者,可行矫治术,使经血流出道通畅。Asheman综合征患者可行宫腔镜下粘连分离,辅以大剂量雌激素治疗。卵巢肿瘤一经确诊,应手术切除。垂体腺瘤多可通过药物治疗,对于有急性压迫症状或对药物不敏感的患者,可考虑手术治疗。颅内蝶鞍部肿瘤应根据肿瘤的性质、大小、是否有压迫症状决定治疗方案。颅咽管肿瘤为良性,如无压迫症状不需手术,以免损伤下丘脑。46,XY单纯性腺发育不全及雄激素不敏感综合征患者,性腺易发生肿瘤,应行性腺切除术。

(四)辅助生育治疗

对于有生育要求的闭经患者,在准确评估其受孕能力后可行超促排卵,

FSH和PRL正常者,首选氯米芬;低促性腺激素患者可先行雌激素人工周期替代治疗进行受孕准备,待子宫内膜获得对雌、孕激素的反应后,应用外源性促性腺激素诱发排卵,但需警惕卵巢过度刺激综合征风险。有适应证者可进一步采用辅助生殖技术治疗。高雌二酮患者卵巢功能衰竭,不建议进行促排卵治疗。

第三节 多囊卵巢综合征

一、概述

多囊卵巢综合征(PCOS)是育龄妇女最常见的内分泌及代谢紊乱性疾病之一,也是引起育龄女性继发性闭经和无排卵性不孕的主要原因。该综合征在1935年由Stein和Leventhal提出,以肥胖、多毛、不孕和卵巢囊性增大为主要临床表现,定名为Stein-Leventhal综合征。20世纪80年代后,随着阴道超声的广泛应用,PCOS的无创性诊断方法普及,这一疾病诊断效率大大提高,另外,研究发现PCOS异常的激素环境,发现胰岛素抵抗、高胰岛素血症等代谢相关疾病易感,这使PCOS患者2型糖尿病(T2DM)(非胰岛素依赖型)、高血脂、心血管疾病、代谢综合征、睡眠窒息、妊娠期糖尿病和子宫内膜癌等高发;另外,PCOS妇女心理障碍的患病率增加,心理问题较多,但目前还不清楚,疾病本身或其表现(如肥胖、多毛、月经不调、不孕不育)增加心理问题发病率。因此,PCOS严重危害女性身心健康,成为全球研究者关注的热点问题,PCOS不仅涉及妇科内分泌的范畴,也涉及内分泌科、皮肤科、儿科范畴,其诊治流程如图1-3所示。

二、流行病学特点

PCOS患病率与PCOS的诊断标准密切相关,随人种不同也不相同,高加索白种人患病率为8%～10%,黑种人为7%～8%,我国的患病率为7%。因此,生育年龄妇女中,PCOS的患病率为6%～10%。

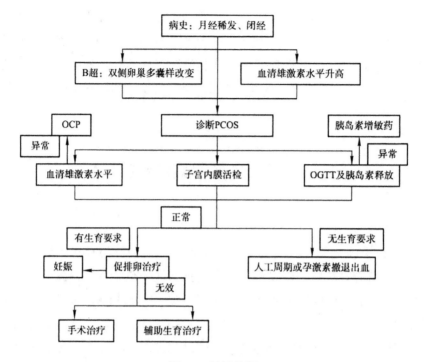

图1-3 诊治流程

PCOS临床表现高度异质性,没有一种临床表现出现于所有患者。一些月经稀发的妇女随着年龄增长,月经周期趋向正常的高雄激素症的主要临床表现为多毛,但多毛程度受种族和年龄的影响较大,缺乏统一的诊断标准。中国全国性流行病调查结果显示,mFG评分>4分即可以诊断多毛,性毛主要分布在上唇、下腹和大腿内侧。PCOS妇女中肥胖的发生率与国家和种族有关,占PCOS患者的30%～60%,主要表现为向心性肥胖(腹型)。糖耐量受损和2型糖尿病是PCOS超重患者的主要并发症。有文献报道,PCOS患者2型糖尿病的发病风险增加5～10倍,同时糖耐量受损(IGT)的风险也增加,PCOS妇女IGT的患病率为31%～35%,2型糖尿病的患病率为7.5%～10%。高三酰甘油血症、低密度胆固醇脂蛋白浓度增高和高密度胆固醇脂蛋白降低在PCOS患者中非常常见,特别是肥胖的PCOS患者。纤溶酶原激活抑制因子-1可能也增高,这提示一种慢性炎症存在的可能。

内分泌改变方面,PCOS患者血清FSH多正常,而LH水平升高,占PCOS患者的30%～50%。LH水平升高不构成PCOS患者的亚群,所以不需要将LH升高纳入PCOS的诊断标准中。另外,胰岛素抵抗与PCOS直接相关,即使是体重正常的PCOS患者,也有一定程度的高胰岛素血症和餐后血糖异常或糖耐量受损,有50%~70%的PCOS患者存在胰岛素抵抗,说明胰岛素抵抗与PCOS患者生殖功能异常关系密切。

三、病因学研究

目前,对于PCOS病因学研究有非遗传理论和遗传理论两种。PCOS呈家族群居现象,家族性排卵功能障碍和卵巢多囊样改变提示该病存在遗传基础。高雄激素血症和(或)高胰岛素血症可能是PCOS家族成员同样患病的遗传特征,胰岛素促进卵巢雄激素生成作用亦受遗传因素或遗传易感性影响。稀发排卵、高雄激素血症和卵巢多囊样改变的家族成员中女性发生高胰岛素血症和男性过早脱发的患病率增高。而另一些研究则认为,孕期子宫内激素环境影响成年后个体的内分泌状态,孕期暴露于高浓度雄激素环境下,如母亲PCOS史、母亲为先天性肾上腺皮质增生症高雄激素控制不良等,青春期后易发生排卵功能障碍。

四、临床表现

1.月经紊乱。PCOS患者因无排卵或稀发排卵,经常伴有月经紊乱,表现为闭经、月经稀发和功血,或闭经和功血交替出现。由于PCOS患者排卵功能障碍,缺乏周期性孕激素分泌,子宫内膜长期处于单纯高雄激素刺激,内膜持续增生易发生子宫内膜单纯性增生、异常性增生,甚至子宫内膜非典型增生和子宫内膜癌。闭经和月经稀发的妇女可能出现偶尔排卵的现象(B级),PCOS妇女的月经周期多数会呈不规律的倾向(B级),月经不调与代谢风险增加相关(B级),月经不规则严重者,PCOS表现越重(B级)。

2.高雄激素血症的临床表现。主要表现为多毛和痤疮。多毛是高雄激素血症的一个典型指标,多毛表现在背上部、肩部、上腹部、前胸、耻骨上三角、大腿内侧及耳、鼻等处出现毛发,但其诊断要考虑种族差异,我国PCOS患者多毛现象多不严重,大规模社区人群流调结果显示,mFG评分>4分可以诊断多毛,过多的性毛主要分布在上唇、下腹和大腿内侧,多毛患者应进行生化高雄激素血症的评估。痤疮和脱发没有必然的关系,不是高雄激素血症的主要标志,高雄激素性痤疮多分布在额部、颧部及胸背部,伴有皮肤粗糙、毛孔粗大,与青春期痤疮不同,具有症状重、持续时间长、顽固难愈、治疗反应差的特点。

3.肥胖。PCOS的肥胖表现为向心性肥胖(也称腹型肥胖),肥胖占PCOS患者的30%～60%。一些研究表明,较高的BMI是月经不规则、高雄激素血症、多毛的高风险因素;体重和内脏脂肪增加与胰岛素抵抗相关,但其对月经不规则、多毛症的影响仍不清楚。

4.不孕。由于排卵功能障碍使PCOS患者受孕率降低,且流产率增高,特别是肥胖或超重的PCOS患者流产率增加。

5.卵巢多囊样改变(PCO)。超声下可见单侧或双侧卵巢内卵泡≥12个,直径在2～9mm,和(或)卵巢体积(长×宽×厚/2)＞10mL。

五、鉴别诊断

1.库欣综合征。各种原因导致肾上腺皮质功能亢进。典型表现有满月脸、水牛背、向心型肥胖、皮肤紫纹、多毛、痤疮、高血压以及骨质疏松、糖耐量异常、皮肤色素沉着,多伴有男性化表现。实验室检查显示:血浆皮质醇正常的昼夜节律消失,尿游离皮质醇增高。过夜小剂量地塞米松抑制实验是筛选本病的简单方法,如用药后皮质醇下降50%(＜195nmol/L),可排除库欣综合征,如皮质醇＞390nmol/L,又无引起假阳性的因素存在,则可能是库欣综合征。

2.先天性肾上腺皮质增生(CAH)。属常染色体隐性遗传病。最多见的为先天性21-羟化酶及11β-羟化酶缺乏症。此类患者不能合成糖皮质激素,垂体ACTH失去抑制,肾上腺皮质增生,造成酶前代谢产物(17α-羟孕酮、17α-羟孕烯醇酮)及其代谢产物孕三醇堆积,雄激素分泌增多。患者染色体46,XX,性腺为卵巢,内生殖器有子宫及输卵管,但在过多雄激素的作用下,外生殖器和第二性征有不同程度的男性化表现,因胎儿期已受过多雄激素影响,故出生时已出现生殖器发育异常。少数患者为迟发性肾上腺皮质增生,临床表现多延迟到青春期后出现,可表现为缓慢性进行性多毛、月经稀发,无明显生殖器畸形。实验室检查显示,血清睾酮(T)和雄烯二酮(A)水平升高(T＞2.8nmol/L,A＞9.5nmol/L),血清皮质醇水平多正常,17α-羟孕酮升高(＞9.1nmol/L),但迟发性患者17α-羟孕酮的基础水平可在正常范围内,但ACTH兴奋试验后其水平显著高于正常,此最具诊断价值。

3.卵巢男性化肿瘤。此类肿瘤包括睾丸母细胞瘤、门细胞瘤、类脂质细胞瘤、颗粒细胞瘤及卵泡膜细胞瘤,多发生于30~50岁。患者发病前月经及生育能力正常,发病后出现明显的男性化表现、闭经和不孕。实验室检查:雄激素水平升高,主要是T和A升高(T＞7nmol/L,A＞21nmol/L),且大多数肿瘤分泌雄激素既不受ACTH的调节,也不受促性腺激素的调节。B超是检查此病的较好方法,CT或MRI也可协助诊断。

4.肾上腺肿瘤。肾上腺皮质的良性和恶性肿瘤均可导致雄激素增多,肿瘤的生长和分泌功能为自主性,不受垂体ACTH的控制,也不受外源性糖皮质激素的抑制。对于外源性ACTH的刺激,肾上腺癌一般不反应,腺瘤有时可反应。患者多毛及其男性化表现发展迅速,并伴有糖皮质激素或盐皮质激素分泌过多所致的周身代谢异常。CT或MRI对肾上腺肿瘤很敏感,可定位并显示对侧肾上腺萎缩。

5.药物因素。主要是雄激素,其次是糖皮质激素或孕激素的长期或大量应用,可出现多毛,表现为女性出现胡须、体毛增多,甚至有其他男性化表现。非激素类药物,如苯妥英钠、二氮唑、合成甾体类、达那唑等也可诱发,特点是停药后症状逐渐消失,用药史是诊断的主要依据。

6.其他。包括某些脑炎、颅外伤、多发性脑脊髓硬化症或松果体肿瘤等疾病,应激、异位ACTH肿瘤等。

六、常见相关健康问题

2011年,ESHRE/ASRM发表了PCOS的各种妇女健康方面共识,主要讨论了青春期、多毛和痤疮、避孕、月经周期异常、生活质量、种族、妊娠并发症、长期的代谢和心血管问题及癌症的患病风险。全面分析了相关主题的循证医学证据分级:A级,要求至少一项随机对照试验(RCT)作为一个整体良好的质量,并解决了与具体建议一致性问题;B级,要求提供良好对照的临床研究,但建议的主题没有随机对照试验;C级,要求获得的证据来自专家委员会报告的意见和(或)尊重临床经验,表明没有直接适用的、质量好的临床研究;GPP具有良好的适用性。

1.青春期PCOS。青少年PCOS的诊断标准不同于育龄期妇女(B级);重视高危人群(如肥胖、多毛、月经紊乱),但医师应该谨慎对待PCOS过度诊断问题(B级);应重视青春期PCOS的个体化表现和治疗(如肥胖、多毛、月经不调)(B级)。

2.高雄激素血症。包括多毛、痤疮、早秃。多毛,要考虑种族差异,是高雄激素血症的一个良好指标(B级);痤疮和脱发没有必然的关系,不是高雄激素血症的主要标志(B级);多毛应进行生化评估(B级);多毛需要长期(>6个月)药物治疗,才能达到有效(B级);许多用于治疗多毛症的药物并没有经过美国食品和药物管理局(FDA)的适应证批准(GPP);没有有效的治疗脱发的方法(B级);抗雄激素药物没有有效的避孕作用(B级);氟他胺由于剂量依赖性肝毒性,使用价值有限(B级);避孕药中治疗量的屈螺酮没有抗雄激素作用(B级)。

3.月经紊乱。闭经和月经稀发的妇女都可能出现偶尔排卵的现象(B级);PCOS妇女的月经周期多数会呈变化规律的倾向(B级);月经不调与代谢风险增加相关(B级);月经不规则严重者,PCOS表现越重(B级)。

4.避孕。对于大多数PCOS患者OCP利大于弊(B级);PCOS女性比正常妇女更容易有OCP的使用禁忌(C级);在其他风险因素的情况下,没有任何证据说明PCOS妇女应用OCP风险高于正常妇女(C级);没有证据表明各种孕激素联合20~30mg/d雌激素的效益和风险之间的差异(B级);OCP对今后的生育不会出现负面影响(C级);没有确切的证据,OCP的类型与多毛症控制的有效性相关(C级)。

5.生活质量。PCOS女性心理障碍的患病率增加(B级);PCOS女性有证据表明患病率和相关的并发症增加,故心理问题较多(C级);目前还不清楚,疾病本身或它的表现会增加心理问题发病率(如肥胖、多毛、月经不调、不孕不育)(C级);问题咨询和告知是适当的辅导和干预(C级)。

6.妊娠期问题。渴望怀孕的PCOS妇女可能会增加不良妊娠结局的风险,这可能加剧肥胖和(或)胰岛素抵抗(B级);受孕前应进行健康评估,给予关于戒烟、生活方式、饮食、适当补充维生素(如叶酸)的建议(GPP);PCOS女性自然妊娠流产率与肥胖相关。促排卵后的流产率与不育相关(A级);PCOS女性妊娠期间密切观察GDM的发展,妊娠高血压及相关并发症的风险增加(B级);妊娠相关的风险更多见于经典型(NIH),而不是非高雄激素血症女性中(B级);PCOS女性所生的婴儿可能出现发病率和死亡率增加(B级);怀孕前或怀孕期间使用二甲双胍,尚无证据说明可以改进活产率或减少妊娠并发症(A级)。

7.不同PCOS表型的种族差异。民族的起源和文化的不同与PCOS患者的不同表现有关(B级);不同种族,人体代谢的高危因素不同(B级)。

8.肥胖。肥胖患病率的增加对PCOS的表型亦有重要影响(B级);一些研究表明,较高的BMI是月经不规则、高雄激素血症、多毛的高风险因素,但还需要更多的研究来确认(B级);体重和内脏脂肪增加与胰岛素抵抗相关,但其对月经不规则、多毛症的影响仍不清楚(B级);减肥的生活方式管理有利于改善代谢性疾病或综合征的相关指标(A级)。

9.胰岛素抵抗与代谢综合征(METS)。PCOS相关的代谢紊乱是糖尿病前期、糖尿病和代谢的主要预测因子(B级);MetS患者是PCOS女性的一个重要的临床问题(B级);并不是所有的PCOS表型均有类似的代谢风险。高雄激素血症联合月经稀发是重要的高危因素(B级);公众健康的长期研究应根据代谢风险分层,设计将更为优化。这一目标将通过使用一个特定名称实现促进这种高代谢风险PCOS的研究(GPP)。

10.2型糖尿病(T2D)。PCOS是一个发展为IGT和T2D的主要危险因素(A级);肥胖(通过胰岛素抵抗放大)是PCOS发展为IGT和T2D的加剧因素(A级);人口中肥胖的患病率增加表明,PCOS的糖尿病将进一步增加(B级);IGT和T2D筛选应进行口服葡萄糖耐量试验(75g,0和2小时值)。在大多数情况下,需要测定胰岛素(C级),应在高雄激素血症与排卵、黑棘皮病、肥胖(BMI>$30kg/m^2$,或在亚洲人群中25)、有T2D或GDM家族病史的妇女(C级)中进行筛选;饮食习惯和生活方式是改善受孕力和预防糖尿病的第一选择(B级);二甲双胍可用于IGT和T2D(A级);避免使用其他胰岛素增敏剂。

11.心血管疾病风险。

(1)心血管疾病风险标志物:任何年龄的PCOS患者都具有高心血管疾病的风险因素。高风险因素出现在无肥胖和肥胖人群(B级);血脂异常、IGT和T2D(动脉粥样硬化和心血管疾病的经典风险指标)在PCOS妇女中高发,即使体重与正常对照组妇女匹配(B级);三酰甘油、高密度脂蛋白胆固醇(HDL)、低密度脂蛋白胆固醇、非高密度脂蛋白胆固醇(反映改变载脂蛋白B/载脂蛋白A的代谢)异常在PCOS妇女普遍存在,且高雄激素血症妇女更严重(B级);非高密度脂蛋白胆固醇和腰围似乎是最好的心血管疾病高风险临床指标(C级);使用NIH的标准(包括高雄激素血症)与鹿特丹标准相比,所有标记更多反映妇女风险(B级);抑郁和焦虑,心血管疾病的主要危险因素,也常见于PCOS(B级);推荐任何年龄的心血管疾病风险评估,包括心理压力、血压、血糖、血脂[胆固醇、三酰甘油、高密度脂蛋白(HDL)、低密度脂蛋白胆固醇、非高密度脂蛋白胆固醇]、腰围、身体活动、营养、吸烟(C级);随着年龄的增长和相关环境因素的影响,对心血管疾病的风险进行定期评估(GPP)。

(2)心血管疾病结局:终身代谢紊乱的PCOS妇女心血管疾病的风险增加,导致随着年龄的增长,尤其是绝经后心血管事件发生风险增加(B级);所有心血管疾病风险的替代指标(调整年龄和BMI)在PCOS患者中较高,但仍不清楚这些标记与PCOS患者的心血管事件的关联(B级);PCOS患者的血管内皮功能障碍与腹部肥胖和胰岛素抵抗相关(B级);PCOS妇女与对照组相比,冠状动脉钙化与颈动脉内膜中层壁厚增加(B级);在非糖尿病患者且卵巢完整的绝经后妇女中,动脉粥样硬化心血管疾病与PCOS的特点相关,如雄激素过多和月经不调史(B级);但对于PCOS心血管疾病导致的死亡率增加尚不确定。

12.癌症风险。有中等量的数据支持PCOS妇女子宫内膜癌的风险增加2.7倍(95%可信区间[CI]为1.0～7.3),大多数子宫内膜癌的分化和预后良好(B级);少数数据不支持PCOS妇女卵巢癌和乳腺癌风险增加(B级)的结论。但最佳超声和(或)子宫内膜活检的监测时间,可减少妇女子宫内膜癌或子宫内膜病变,但尚未达成一致意见。应基于临床因素,包括闭经时间、子宫异常出血、子宫内膜的厚度和外观及患者的年龄等,综合评估子宫内膜癌的存在风险(GPP)。

13.更年期PCOS。年龄增长可能改善PCOS的多种表现,包括正常化卵巢大小及形态、T水平和绝经前稀发排卵的情况(B级)。

七、治疗

(一)生活方式调整

渴望怀孕的PCOS妇女在受孕前应进行充分的健康评估,医生需给予关于戒烟、生活方式、饮食、适当补充维生素(如叶酸)的建议。对孕期风险进行告知,如自然妊娠流产率高与肥胖相关,妊娠期间要密切观察GDM的发展,妊娠高血压及相关并发症的风险增加,妊娠相关的风险更多见于经典型(NIH),而不是非高雄激素血症妇女中,PCOS妇女所生的婴儿可能出现发病率和死亡率增加。肥胖影响生育力,包括无排卵、妊娠丢失和妊娠晚期并发症,肥胖者的PCOS在不孕症治疗中疗效较差。不孕症治疗前减重,有利于提高促排卵治疗有效性,但对降低妊娠并发症作用尚不清楚,生活方式调整主要指控制体重和增强体育锻炼,有利于改善促排卵治疗结局,体重减轻5%~10%有一定的临床意义。

(二)降低高雄激素血症的药物治疗

高雄激素的治疗主要针对多毛、痤疮严重的PCOS患者,多毛需要长期药物治疗,疗程多在6个月以上才能有效,许多用于治疗多毛症的药物并没有经过FDA的适应证批准。

1.口服避孕药(OCP)。OCP已作为PCOS妇女的一种传统的、可长期应用的治疗方法,主要用于保护子宫内膜、调整月经周期,通过降低卵巢产生的雄激素改善多毛和(或)痤疮。OCP主要针对PCOS发病机制中高雄激素血症和LH/FSH比值升高,OCP中的孕激素可通过负反馈作用抑制下丘脑,并且影响垂体对LHRH的反应性,从而使LH及FSH降低,减少LH刺激卵巢的卵泡膜细胞产生的雄激素;其中的雌激素还可抑制细胞色素P450,并使性激素结合蛋白(SHBG)浓度增加,从而减少游离睾酮。OCP可以降低PCOS患者的高雄激素血症。OCP对于无生育要求的PCOS患者是一种简单、经济的治疗方法,多于月经期或黄体酮撤退性出血后3d开始,每日1片,连续21d,视治疗目的可连续应用3~6周期。含有醋酸环丙孕酮片的避孕药是一种抗雄激素制剂,在女性机体也可产生微量的雄激素作用,并表现出孕激素和抗促性腺激素的作用,但最近的研究显示,避孕药中治疗量的屈螺酮没有抗雄激素作用;口服避孕药的不良反应罕见,长期使用者建议每半年做一次乳房和子宫内膜厚度的检查,如出现偏头痛和频繁发作的头痛、突发的视觉或听觉障碍、血栓性静脉炎或血栓栓塞性疾病,应立即停药。对于大多数PCOS患者OCP利大于弊,PCOS妇女比正常女性更容易有OCP的使用禁忌,在其他风险因素的情况下,没有任何证据说明PCOS女性应用OCP风险高于正常女性,应得到重视。

2.糖皮质激素。用于治疗肾上腺合成雄激素过多的高雄激素血症,地塞米松和泼尼松的疗效较好,因为它们与受体的亲和力较大,可抑制垂体ACTH分泌,使依赖ACTH的肾上腺雄激素分泌减少。地塞米松0.5~0.75mg/d,泼尼松5~7.5mg/d,睡前服用。长期应用注意下丘脑-垂体-肾上腺轴抑制的可能性。

3.螺内酯。其是一种醛固酮类似物,但同时对细胞色素 P450 系统具有一定作用。其对酶抑制作用的有效性与醋酸环丙孕酮相似,故两种治疗效果亦相似。同时其具有对抗雄激素作用,其治疗高雄激素血症的作用机制为竞争性与雄激素受体结合,在末梢组织与双氢睾酮(DHT)竞争性结合受体,抑制 17α-羟化酶,使 T、A 减少,另外还能加速 T 转化为 E_2。治疗剂量为 50 ~ 400mg/d。

(三)PCOS 不孕症的药物治疗

2007 年 ESHRE/ASRM 的 PCOS 协作组就 PCOS 不孕不育治疗形成共识。主要包括以下几个方面。

1.氯米芬(CC)促排卵药物治疗。有生育要求的 PCOS 患者可应用促排卵治疗获得妊娠,CC 是 PCOS 不孕症治疗的一线治疗方法。CC 是一种非甾体激素复合物,有弱雌激素效应,易吸收,半衰期大约为 5d,主要由粪便排出。CC 可与下丘脑雌激素受体结合,使中枢神经系统对循环中雌激素水平的感应被阻滞,脉冲式 GnRH 和促性腺激素分泌增加,进一步引起卵泡生长和发育。另外,CC 也可直接影响垂体和卵巢,分别使促性腺激素分泌增加,协同增强 FSH 诱导的芳香化酶活性。CC 也可在女性生殖道的其他部位表现出抗雌激素特征,特别是子宫内膜(使子宫内膜变薄)和宫颈(使宫颈黏液黏稠),这些抗雌激素效应对妊娠有负面影响。用药方法:在自然周期月经来后或孕激素撤退出血后开始,即从周期的第 2 ~ 5 天开始,用药 5d,起始剂量通常是 50mg/d,根据患者体重和既往治疗反应酌情增加至 100 ~ 150mg/d,治疗剂量选择主要根据体重/BMI、女性年龄和不孕原因,卵泡或黄体酮监测不增加治疗妊娠率。开始时间对排卵率、妊娠率和内膜并没有显著影响,在卵泡早期开始可以确保充分的卵泡募集应尽量采用最小的剂量治疗,因为高剂量并不能改善妊娠结局,并且理论上对内膜厚度和着床有负面影响。用 B 超监测主导卵泡达平均直径 18 ~ 20mm 时,可用人绒毛膜促性腺激素(HCG)诱发排卵,并指导同房时间。不用 B 超监测时,应建议在 CC 应用第 5 天后的 3d 开始隔日同房,或可用尿 LH 测排卵试纸来指导。PCOS 患者应用 CC 后排卵率可达 80% 以上,单独使用妊娠率达 30% ~ 60%。20% 的 PCOS 患者应用 CC 治疗无效,称为氯米芬抵抗,但日前对氯米芬抵抗的定义不同,最大剂量 150 ~ 250mg 不等,连续应用 3 个周期,均无排卵反应。

2. 促性腺激素(Gn)。对于 CC 抵抗的 PCOS 患者,促性腺激素(Gn)是 PCOS 不孕患者的二线治疗方法之一,包括 FSH、LH 及 HMG,1960 年首次报道了应用人绝经期促性腺激素(HMG)促排卵治疗,目前 Gn 的制剂多样,如 HMG、尿源性 FSH、基因重组 FSH 和基因重组 LH,治疗中易发生多胎妊娠和卵巢过度刺激综合征(OHSS)的医源性风险。应用方法多样,包括小剂量缓增、大剂量缓降等方案,PCOS 患者应用 Gn 易发生卵巢高反应,在一般促排卵治疗时,推荐采用小剂量缓增方案,常规方法为月经 3～5d 起始,每天 Gn 37.5U/d,若卵巢无反应,每隔 7～14d 增加 37.5U,直到 B 超下有不多于 3 个优势卵泡出现,最大剂量 225U/d,该方法排卵率为 70%～90%,单卵泡发育率为 50%～70%,周期妊娠率 10%～20%,OHSS 发生率较低,为 0%～5%。应用外源性 Gn 应在有条件进行卵泡监测时使用,避免高序列妊娠和 OHSS 发生。

3. 来曲唑。促排卵治疗目前是芳香化酶抑制药(AIs)的一种适应证外用药,需向患者进行特殊说明。其主要作用机制是抑制芳香化酶,进而抑制雌激素合成的限速过程。此药半衰期短、卵巢高反应和 OHSS 发生率低,可以单独应用,也可与 Gn 联合应用。月经第 3～7 天(共 5d)应用,2.5～5.0mg/d,之后的监测过程同氯米芬。主要不良反应包括胃肠道反应、疲劳、潮热、头和背痛,但无氯米芬拮抗宫颈及子宫内膜雌激素的效应。目前,临床主要用于氯米芬抵抗的患者,排卵率达 80%。来曲唑目前临床治疗安全性较好。

4. 促性腺激素释放激素类似物(GnRH-a)或拮抗药(GnRH antagonist)。GnRH 可以调节垂体 FSH 和 LH 的分泌,GnRH-a 作用机制是可以持续刺激垂体,占据 GnRH 受体,使垂体快速释放 Gn,达到垂体降调节作用,降低 LH 水平,防止过早 LH 峰出现导致的卵泡黄素化,提高受精率和妊娠率。另外,由于其药物去势作用可降低 PCOS 患者的高雌激素水平,使子宫内膜维持正常生理状态,这有利于种植,也可提高妊娠率。PCOS 患者应用 GnRH-a 后可提高 IVF 周期的受精率和妊娠率,并使其流产率降低,移植率和卵裂率增加。GnRH-a(曲普瑞林)的用法是在月经第一天用 3.75mg 单次肌内注射,注射 4 周后测血清 FSH、LH、E_2 和 B 超,如 E_2<80pmol/L,且卵巢无直径 10mm 以上的卵泡,则开始促排卵治疗,如不符合以上情况可以再次注射 3.75mg。主要不良反应是可出现少许不规则阴道出血、阴道干燥等,不良反应在应用 Gn 后多可自然缓解。

GnRH antagonist可以与垂体的GnRH受体结合但不发挥生物学活性,从而完全阻断内源性GnRH作用,使血清中垂体FSH、LH水平迅速下降,提高卵细胞质量。与GnRH agonist相比,GnRH antagonist的优点在于它可使LH迅速下降,同时无垂体降调节使Gn用量减少。在应用GnRHantagonist的周期中可以采用GnRH-a代替HCG诱发内源性FSH和LH快速释放,进而促进卵细胞成熟,这样就避免了应用HCG后OHSS高发的风险。GnRH antagonist与应用GnRH-a相比,Gn用量少,获卵数少,提高妊娠率。

5.胰岛素增敏药(ISD):PCOS患者的一个主要病理生理特征是胰岛素抵抗,导致代偿性高胰岛素血症,以便维持正常糖耐量(葡萄糖摄入后胰岛素的正常反应)。高胰岛素血症和糖耐量异常不仅与PCOS高雄激素血症和性腺轴功能紊乱密切相关,还是远期2型糖尿病和心脏疾患的主要危险因素。主要的胰岛素增敏药物有二甲双胍、曲格列酮、罗格列酮等,其中二甲双胍最常用。二甲双胍可降低血压、空腹胰岛素、空腹血糖和血清雄激素,降低低密度脂蛋白胆固醇水平,但对总胆固醇、高密度脂蛋白胆固醇或三酰甘油水平无改善,对体重和多毛评分无改善作用。常用方法为500mg,每天3次,口服,连续服用2~3个月。此类药物的主要不良反应为胃肠道反应,包括恶心、腹泻,伴或不伴痉挛性腹痛,出现在50%以上接受治疗的患者中,但在治疗过程中多会改善或完全消失。现在二甲双胍被FDA认为在孕期应用是安全的(B类),尚无致畸的证据,但罗格列酮和匹格列酮仍属于C类药(有动物致畸的证据)。到目前为止,我国药典认为ISDs均为孕期禁用药物。目前,此药被认为应该是与改善个人生活方式联合应用,而不是作为取代增加运动和改变饮食的方法。

6.手术治疗。手术治疗适用于PCOS不孕患者,也是PCOS不孕治疗的二线方法。最早的有效治疗方法是1935年Stein和Leventhal报道的双侧卵巢楔形切除术(BOWR),这种方法开创了手术治疗不孕的时代。手术治疗可以减少卵巢中部分颗粒细胞,卵巢间质产生雄激素减少,从而使循环中的雄激素水平降低,进而GnRH降低,引起血清雄激素浓度进一步降低,这也说明卵巢间质亦受垂体-卵巢轴调控。由于雄激素水平降低,术后大部分患者可恢复自发排卵和月经,有部分可能自然怀孕,但大部分妊娠发生在术后6个月左右。手术治疗根据方法不同分为以下几种。

腹腔镜下卵巢电灼或激光打孔治疗(LOD):目前首选的外科手术治疗方

法是应用热穿透或激光进行腹腔镜卵巢打孔术,术后促排卵治疗反应改善。主要适用于氯米芬抵抗患者的二线治疗方法,循证医学研究结果显示,它与Gn同样可以起到有效的促排卵作用,且单卵泡率高,活产率、流产率相似,避免了多胎及OHSS问题,特别是对于BMI<29以及游离雄激素指数<4者治疗效果良好,排卵率80%~90%,妊娠率60%~70%,总体治疗有效率低于50%。

经阴道注水腹腔镜(THL)卵巢打孔术:经阴道水腹腔镜(THL)主要用于无明显盆腔原因的不孕症患者输卵管及卵巢结构的检查。2001年Fernandez等报道通过THL对耐氯米芬的PCOS患者进行卵巢打孔治疗13例,除3例具有男性不育因素患者外,6个月累积妊娠率达71%,但手术的远期效果及不良反应尚不清楚。北京大学第三医院在国内率先大量开展经阴道注水腹腔镜卵巢打孔术,为防止卵巢打孔术对卵巢功能的过度损害,首先进行了离体猪卵巢双极电针打孔对卵巢组织损伤范围的研究,以探索临床手术治疗方案。

7.辅助生育技术(ART)。IVF是PCOS不孕症的三线治疗方法,限制移植胚胎数量可以有效控制多胎的发生,主要适用于应用6个月以上标准的促排卵周期治疗后,有排卵但仍未妊娠的PCOS患者,或多种药物促排卵治疗及辅助治疗无排卵,并急待妊娠的患者,可以选择胚胎移植的辅助生育技术,但由于PCOS的高雄激素血症和胰岛素抵抗,造成其生殖、内分泌系统的多种功能紊乱,使PCOS患者在进行IVF治疗时易发生Gn高反应,导致卵泡数过多、血E_2过高,进而增加OHSS的发生率,过高的LH水平使卵细胞质量下降,受精率降低,这些使PCOS患者成为辅助生育治疗中的相对难点问题。

体外受精技术(IVF):对于难治性PCOS患者,IVF-ET是一种有效的治疗方法。但由于PCOS的高雄激素血症和胰岛素抵抗造成其生殖及内分泌系统多种功能紊乱,PCOS患者在进行IVF治疗时,易发生Gn的高反应,Gn用量大、获卵数多,受精率、优质胚胎率及妊娠率均与输卵管性不孕或男性不育患者相似,PCOS患者在IVF-ET治疗时应用必要的辅助治疗方法(如OCP、GnRH-a),可改善PCOS患者的IVF-ET结局。

卵母细胞体外成熟技术(IVM):IVM是模拟体内卵母细胞的成熟环境,使从卵巢采集的未成熟卵母细胞在体外达到最后成熟的技术。1935年Pincus等观察到兔未成熟卵母细胞在普通培养基培养可自动成熟的过程。20世纪末期,随着ART的发展,IVF-ET周期中、手术切除的卵巢组织和PCOS患者采取的未成熟卵行IVM获得成功。PCOS患者的高雄激素水平造成其在促排卵过程中易发生卵泡募集过多但成熟障碍的情况,所以,IVM技术为PCOS患者的不孕治疗提供了新的途径。1994年Trounson等首次报道了PCOS患者行IVM获得妊娠。文献报道,在非促排卵周期中直径<10mm,无优势卵泡出现时获取的卵冠丘复合物(OCC)较多,因为优势卵泡出现后可导致同期募集的部分卵泡启动退化程序。我国近期的报道显示,在PCOS患者应用小剂量FSH后进行IVM,直径10~12mm和6~8mm的卵泡其未成熟卵取卵率相似,且较大的卵泡所取的未成熟卵的成熟率和受精率较高,有统计学意义。文献报道,IVM移植后临床妊娠率约29%,接近IVF-ET成功率,所以IVM是治疗PCOS患者不孕的一个有效方法,但因其应用与临床时间较短,婴儿后天发育是否会有障碍尚无肯定结果。

第四节 先天性卵巢发育不全

先天性卵巢发育不全是指女性因X染色体异常导致卵巢不发育,呈索条状,从而引起一系列表形异常的临床综合征,主要指第二性征不发育、原发性闭经、不孕等。因Turner于1938年首先总结报道了7例患该症的妇女,故此症又称为Turner综合征。据估计先天性卵巢发育不全发病率,在人类受精卵中,45,X核型占10%左右,但其中99.5%左右以自然流产方式淘汰。足月新生女婴儿中,发生率为0.3%~0.4%,在自然流产胚胎中约占7.5%。

一、先天性卵巢发育不全的发病机理

性腺分化与染色体核型有密切关系,两条正常的X染色体是卵巢分化和卵泡发育所必需的。1954年Polani等观察到某些卵巢发育不良的患者没有Barr小体(X染色质)。1959年,Ford发现这些患者的染色体核型为45,X,这是Turner综合征染色体异常的首次报道,其形成原因可能是生殖细胞减数分裂时性染色体不分离,至合子形成时缺失1条X染色体,研究证实,缺失的X染色体75%系父源性,25%系母源性。X单体(45,X)是Turner综合征中最常见的染色体核型,占50%;嵌合体占20%左右,包括45,X/46,XX;45,X/47,XXX;45,X/46,XX/47,XXX等;X染色体结构异常占20%~30%,包括X等长臂[Xi

(Xq)],X等短臂[Xi(Xp)],X染色体长臂或短臂的丢失,环状X染色体。X染色体结构异常导致的表形异常与缺失片段上含有的基因有关,但确切的基因型与表形的关系尚未明了。通过对X染色体结构异常的研究发现,在长臂上有一关键区域(Xq13 ~ Xq26),若此区域发生断裂,常导致性腺发育不良。而决定身材矮小和蹼颈的基因在短臂,两条X染色体短臂的完整才能有正常的身材。

二、卵巢发育不全病理

索条状卵巢长 2 ~ 3cm、宽 0.5cm,镜下由梭形间质细胞呈波浪状排列,组成卵巢皮质,仅个别患者残存寥寥无几的卵泡,绝大多数卵泡已消失,卵巢髓质和门处有卵巢网和门细胞。

三、先天性卵巢发育不全与生殖生理

即使是45,X者,发育不良的卵巢,也不全是由结缔组织构成的索条性腺。Lisker复习10例有自然性发育的45,X患者的卵巢病理及内分泌,发现2例双侧卵巢正常;3例一侧卵巢呈条索状,另一侧呈囊性或正常卵巢;1例双侧部分纤维化,部分正常卵巢;4例为双侧条索状卵巢。Ferguson Smith 等报道,45,X者约有8%,45,X/46,XX者约有21%有正常的青春期和自然来月经。部分患者表现为早期继发性闭经(卵巢早衰)、月经稀发、功能性子宫出血,甚至有正常月经等;少数患者有妊娠流产或足月妊娠,这表明少数患者的卵巢尚有一些功能。

四、临床表现

身矮、躯体畸形及性幼稚为本症三大典型表现,由于本症具备多种染色体核型,其临床表现也不尽相同:①身材矮小。很少有超过150cm者。②躯体畸形。眼距宽,后发际低,耳轮大而低,鼻塌陷,上唇圆曲,下唇直短,形成鱼样嘴、高腭弓、颏小、缩颌、蹼颈,桶状胸,四肢远端可有扪之坚实又无炎症表现的淋巴水肿,常出现四肢畸形,表现为肘外翻,第4、5掌(趾)骨短,小指短而弯曲,指甲发育不良,过度凸起,胫骨内侧出现外生骨疣。③性幼稚。原发闭经、不孕及性功能低下,第二性征不发育。乳头间距宽,乳房不发育,阴毛或腋毛少或无,女性外阴、子宫和阴道发育不良,双侧卵巢呈条索状发育不良,外阴呈幼女型。④其他情况。约35%的患者伴有心血管异常,以主动脉狭窄较多见,

可合并有先天性心脏病,偶伴有原发性高血压。约一半患者合并肾脏畸形,包括马蹄肾,一侧肾缺失,双输尿管位于一侧等。智力稍迟钝,皮肤常有色素痣。

上述体征虽常见,但并非每一位患者都出现,染色体嵌合型的Turner综合征的临床表现,与细胞系的核型,以及两种或两种以上细胞系各自所占的比例不同而有所不同,46,XX占优势的患者,异常表形比45,X者少。X染色体结构异常患者虽也出现Turner综合征的临床表现,但出现频率较低,也可导致先天性卵巢发育不全、原发性闭经、性幼稚及外貌异常,骨骼、心血管等的畸形。

五、Turner综合征治疗原则

身材矮小和原发性闭经是Turner综合征的主要就诊原因。

(一)促进身高

应用具有合成代谢作用的类固醇类制剂治疗Turner综合征的研究报道较多,但其疗效不一。部分学者的研究认为可增加生长速度且不伴有骨龄增长,因而能有效地增加最终身高。另有部分学者的研究认为不能增加最终身高,有的研究认为在用药的1~2年内能促使身高增加,但未能增加最终身高,还有学者提出用小量雌激素促进骨生长,使身高增加。近年来发现,Turner综合征患儿生长激素(GH)分泌状况表现多样,可正常、部分缺乏或完全缺乏,其生长不良与GH抵抗有关。因此,以超生理替代剂量补充GH,可促进患儿生长。多中心的研究统计结果显示,GH与雌激素或类固醇类激素联合应用可促使长骨生长、骨质增加、骨皮质增厚、皮下脂肪快速丢失。但7岁后年龄越大,联合治疗疗效越差,因此对已确诊者应尽早接受联合治疗。

(二)改变性幼稚及促进月经出现

用人工周期替代治疗为主,即可促使月经来潮及第二性征发育,又可改变生理状况,而且还有心理治疗作用。用雌激素刺激乳房和内外生殖器的发育,会有较好效果,但需长期使用,同时应注意给药时间,并注意药量,以免促使骨骺早期愈合。青春期可开始用人工周期治疗,此类患者有子宫,不宜单独使用雌激素,以免增加发生子宫内膜癌的可能,应周期性加用孕激素,促使子宫内膜脱落。

(三)助孕

虽然有极少数Turner综合征患者有月经来潮并有生育能力,但绝大多数患者无生育能力。随着辅助生殖技术的发展,赠卵体外受精-胚胎移植已广泛应用于卵巢早衰患者,包括先天性卵巢发育不良患者,关键是先应用雌孕激素进行人工周期治疗,应用中药辅助,准备好子宫及子宫内膜,在采用受精卵-胚胎移植周期中,采用激素替代与供者同步,可达到较高成功率。

第五节 促排卵与卵泡期高黄体生长激素

一、促排卵

促排卵治疗是现代生殖内分泌学的重大进展。包括诱发排卵和超排卵两个范畴。诱发排卵指在有排卵障碍的患者中采用药物或手术的方法诱发卵巢的排卵功能。超排卵又称控制性超促排卵(COH),指用药物的手段在可控制的范围内诱发多个优势卵泡的发育和成熟。控制性超促排卵是人类辅助生殖技术必不可缺少的一部分,这项技术旨在让多个卵母细胞成熟,使更多的精子和卵子结合,以增加妊娠机会。用于IVF-ET周期中。这种方法干扰了选择单个优势卵泡的生理机制,虽然有时也用于不排卵的妇女,多数因为其他原因不孕而排卵正常的妇女,应用超促排卵方法能够促使大量卵泡发育,很容易发生OHSS。甚至危及患者生命。因此,成功的促排卵方案是使不排卵妇女只诱发少数卵泡生长并排卵,尽量减少多卵泡生长成熟。应用促排卵药物需要有指征,并在用药时对卵泡的发育进行常规B超监测及血液中激素检测。无论是在IUI还是IVF-ET,均应严格控制用药量,避免多胎和OHSS的发生。

(一)促排卵方法

1.氯米芬促排卵。于月经第3~5天开始,口服氯米芬50mg/d,共5d。应用氯米芬未受孕,可于月经来潮后第3天,B超监测无大卵泡时再次应用氯米芬,或者休息一个月后,月经第3~5天后重复治疗。应当注意,用药的时间越早,促排卵效果越强。目前,多主张于月经的第3天用药,月经的第9天后用药则多数无效。如果不能诱发卵泡生长和排卵,可增加剂量50mg。当剂量增到100mg仍然疗效不佳时,常提示患者对氯米芬的反应不良,应当考虑更改药物和治疗方案。如果经过有效治疗3个周期未受孕,应对不孕原因进行再次分析。IVF患者应用微刺激促排卵方案时应用氯米芬100mg/d,连用5d。

氯米芬促排卵的治疗中，由于药物的抗雌激素作用，受孕的内分泌环境常不理想，主要原因是：①宫颈黏液稠厚，不利于精子的运行；②子宫内膜发育不良，胚胎与子宫内膜发育不同步；③卵泡的颗粒细胞发育不良，黄体功能不良；④常有空卵综合征发生。

正是因为以上缺陷，在氯米芬促排卵中，常同时应用其他的辅助措施：①在5d的氯米芬用药后，紧接着给予补充低剂量的雌激素，戊酸雌二醇（补佳乐）1～2mg/d，共5d。雌激素的剂量不宜过大。②在应用氯米芬5d后，紧接着应用HMG 75IU，连续注射3～4d监测卵泡，当出现优势卵泡时，应用HCG 2000～6000IU促进卵泡的进一步成熟与排卵。③排卵和（或）诊断妊娠后应给予黄体酮针剂20mg/d或黄体酮胶丸100mg，每日2次，连用10～15d维持黄体功能。④宫颈黏液稠厚者，可以采用IUI助孕。尽管氯米芬促排卵有一些缺陷，但由于方法简单，费用低廉，患者方便，且效果良好。氯米芬促排卵的排卵率约70%，受孕率为20%左右，双胎率9%，三胎率0.3%。胎儿的先天缺陷风险与自然出生的婴儿比较无差异。其8个月的累计排卵和受孕情况见图1-4。

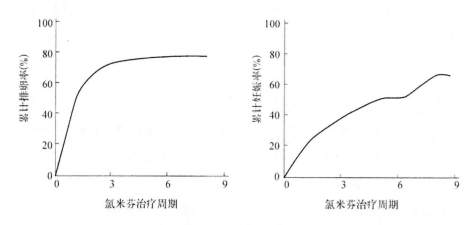

图1-4 氯米芬治疗周期累计排卵率和受孕率

2.外源性的促性腺激素。控制性超促排卵Gn促排卵效果确切，受孕率较高。但由于Gn促排卵易产生多个卵泡生长，有发生OHSS的危险、提前出现LH峰、多胎和黄体功能不足等问题，指导同房和IUI时很少应用，多用于IVF-ET周期促排卵。在用药时应注意以下问题。

第一，HMG内含有与FSH等量的LH，卵巢对HMG的反应性要强于单纯的FSH和rFSH。但过多的LH对卵泡的发育有不利的影响，IVF-ET周期促排卵一般使用HMG超促排卵以不超过225IU/d为宜。如果需要再增加Gn的用量，以增加FSH/rhLH对受孕有利。

第二，Gn促排卵中有时有多个卵泡生长，血中性激素水平较正常生理状态明显增高，对下丘脑过强的负反馈抑制，有可能使黄体功能不全。取卵后，有必要使用黄体酮维持黄体。

第三，多卵泡生长的情况下，较容易出现卵泡成熟前的LH峰。因此，应当特别注意尿或血的LH监测。

第四，预防多胎。如果促排卵中成熟卵泡超过5个，最好采用取卵后体外受精-胚胎移植。如果没有条件，应转到生殖医学中心就诊，取卵以防止OHSS的发生。

第五，预防OHSS。加强卵泡监测，及时调整药物的用量，防止多卵泡生长。超声卵泡监测、血内分泌激素测定检查，提示有可能发生OHSS，应及时减少Gn。如果此时有卵泡直径大于18mm，停止应用Gn，再应用HCG诱发排卵，HCG 3000～6000IU或应用重组人绒促性素（艾泽）250μg，36h前后同房。IVF-ET周期促排卵，卵巢是否有良好的反应，一般在用药5d后才能判断，不可过快地增加剂量。用法：①促卵泡生长与成熟，于曲普瑞林（达菲林）降调后月经的第3～5天开始，根据患者的基础卵泡数多少，每日应用FSH 150～225IU（HMG、rFSH按FSH活性剂量计算，下同），待卵泡直径大于18mm时，称为卵泡成熟。②诱发排卵，卵泡成熟后，肌内注射HCG 5000～6000IU，或应用重组HCG 200～250μg（卵泡超过15枚给予200μg，通常卵泡15枚以下给予250μg）。36h后取卵。③控制超促排卵常采用降调节后递增剂量方案或递减剂量方案。递增和递减方案对避免多胎和OHSS都有良好的效果。递增方案主要用于PCOS患者，以防止卵泡过多。FSH递增：月经第3～5天开始，FSH 75～150IU/d。监测中如果用药第6天超声检查没有反应，每3d增加剂量一次，增幅为75IU。一般日用量不超过225IU/d。但是对高龄、肥胖者疗效不好，且用药时间较久，费用升高，递减方案更合乎生理，比递增方案为优。FSH递减方案：月经第3～5天开始，FSH 225～300IU/d，3d后减至225～150IU/d。当卵泡直径大于13mm后，减量到150IU/d，持续到卵泡直径达到18mm以上，注射HCG。

3.GnRH促排卵。GnRH促排卵的应用目前还不成熟。GnRH有促使垂体释放 GnH 的作用,产生促排卵效应。一般采用小剂量脉冲式的用药方法。对于低 GnH 的患者效果较好。在 PCOS 患者中,由于 LH 的异常反应(LH 的反应高于 FSH),GnRH 的促排卵效果较其他促排卵为差。如果患者生殖内分泌的异常调节反应未得到纠正,GnRH 作用的结果是产生更高的 LH,更不利于病情。目前倾向于在应用小剂量脉冲式 GnRH 促排卵前,纠正内分泌状态,降低雄激素和 LH 治疗,临床上极少应用 GnRH 促排卵。

4.生长激素的应用。研究表明,生长激素(GH)可以直接通过受体或胰岛素样生长因子 I 加强 LH,诱导卵泡膜细胞雄激素产生和 FSH 诱导的颗粒细胞芳香化酶的合成,有利于雌激素合成,增加卵泡对促性腺激素的敏感性。但还有争议,多数研究者认为 PCOS 时 GH 分泌不足。目前应用的 GH 为转基因生产的产品。在促排卵中,GH 可以增加 Gn 的促排卵作用。在应用促排卵药第 6 天监测卵泡,发现卵泡小、卵巢反应不良的情况下,隔日应用 GH 2~4IU,皮下注射,最多每周期不超过 3 次,可以使卵泡生长速度加快,雌激素水平增高,子宫内膜改善,促排卵时间缩短。但是,有发生股骨头坏死的报道,尚需慎用。

5.来曲唑促排卵。月经第 3~5 天开始用药,2.5mg/d,连续 5d,与氯米芬一样,可与促性腺激素合并使用。由于来曲唑抑制了雄激素的外周转化,如果患者雄激素较高,或月经周期紊乱,可以在治疗前实施避孕药人工周期,抑制卵巢。

(二)卵泡监测

卵泡监测在治疗中有重要的作用。目的在于:①在诊断上了解自然周期中是否有排卵;②了解促排卵药物的效果;③为辅助生殖技术或受孕指导判断排卵时间;④指导临床促排卵药物的应用,预防 OHSS。

卵泡监测的方法有超声影像学监测和血液内分泌激素检测。其中,超声影像学监测无损伤,经济,方便,被广泛地应用于不孕症的诊断和治疗。有时可以同时使用多项监测,以保障促排卵的安全。

1.超声影像学监测。一般采用经阴道超声波检查。在自然月经周期的早期有少量的小卵泡(窦前卵泡),通常直径小于 5mm,但优势卵泡到月经周期的 5~7d 内开始选择。随着这个卵泡的优势化发育,其他卵泡逐步萎缩。月经早期进行一次 B 超检查,了解盆腔情况,以区别前次月经周期卵巢的残留黄素囊肿与生长的卵泡。何时开始监测卵泡取决于卵泡监测的目的或促排卵方案。

自然周期或用氯米芬促排卵者,一般在月经的第10天前后开始监测。优势卵泡平均每日以1.2~2.0mm的速度增长,在18~28mm排卵。如果自然排卵,继续监测到卵泡破裂。卵泡消失,明显缩小,卵巢出现直径约20mm的强回声光团(血体)为排卵征象,可伴有盆腔程度不等的积液。如果注射HCG或尿LH阳性后72h无排卵征象,伴有血孕激素增高,应考虑未破裂卵泡黄素化综合征的可能。

Gn促排卵者,从月经第6~8天开始监测,且用药3~5d必须监测一次。如果卵泡径线(指最大截面上最长和最宽径线的平均值)小于10mm,可3d后复查;10~14mm之间,2d后复查。大于14mm后,每日复查,直到卵泡径线大于18mm,这时,如果HCG诱发排卵,在卵泡径线大于18mm时可以注射HCG,48h观察卵泡破裂,排卵征象同上。

IVF-ET周期促排卵周期卵泡监测,促排卵用药第一天B超监测双侧卵巢小卵泡(窦前卵泡),通常直径小于5mm,长方案用药后卵巢是否有良好的反应,一般在用药5d后才能B超监测卵泡判断,如果卵泡径线(指最大截面上最长和最宽径线的平均值)小于10mm,可3d后复查;10~14mm之间,2d后复查。大于15mm后,每日复查,直到优势卵泡直径大于18mm,同时监测血激素,LH、E_2、P值决定注射HCG时间,进行取卵和胚胎移植。

2.LH峰监测。LH峰是排卵信号,LH峰监测可以准确掌握排卵时间。应用LH监测排卵目的:①了解自然排卵时间指导同房,血监测复杂,可以定量,尿监测较为方便。②判断HCG诱发排卵前有无LH峰出现。检测的方法有血或尿监测,常与超声波监测联合使用。③在自然周期或CC微刺激周期,监测血LH峰决定取卵时间非常重要。④拮抗剂方案中在应用Gn 4~5d后,主要根据LH值应用拮抗剂防止LH峰出现。⑤长方案中LH值降的很低,通常为0.5~1.0,可以于促排卵5~6d后适当加用LH(HMG 75IU),罕见LH峰。

监测LH峰,在自然周期的第10天或卵泡径线14~16mm以后,开始测定血或尿LH。如果需要准确了解排卵时间,应当每6h测一次。如果只是了解有无LH峰出现,可以每12~24h测定一次。正常情况下,LH尿试纸阳性,提示LH峰出现。但在HMG促排卵中,由于HMG含有LH,如果剂量过大,尿可以出现LH弱阳性。从LH增高超过10U/L为峰开始,一般36h左右排卵。

3.E_2监测。E_2由卵泡产生,它的量与卵泡的发育一致。卵泡的数量和卵泡的发育程度对E_2都有影响。每个卵泡产生相当于250pg/mL E_2。E_2水平进行性增高说明卵泡对促排卵药物有反应;E_2监测对于预测OHSS的发生有一定价值。以下情况应当注意OHSS的发生,及时调整促排卵药物的用量:①促排卵的第6~7天,E_2超过1000pg/mL;②促排卵的第8天和8d以后,E_2超过2000pg/mL;③卵泡成熟时,E_2超过4000pg/mL。

二、卵泡期高LH

(一)LH对卵泡生长的作用

LH是腺垂体分泌的一种糖蛋白,由92个氨基酸构成的α亚基和115个氨基酸构成的β亚基组成。α亚基与TSH、FSH的α亚基相同,但β亚基有区别于其他激素。激素的特异性是由β亚基形成的。β亚基本身激素活性较弱,但与α亚基结合后,活性明显增强。

LH的基本功能是刺激卵泡内颗粒细胞和卵泡内膜细胞增生,并促进内膜细胞合成雄激素(主要是雄烯二酮)和诱发排卵。在FSH的作用下,雄激素通过颗粒细胞的细胞膜进入颗粒细胞转化为雌激素。雌激素使卵泡对LH的敏感性增加。初级卵泡内不存在LH受体,LH受体在次级卵泡内才出现,这时卵泡正处于募集阶段。卵泡的雌激素分泌和生长无疑需要一定量的LH。

适当的卵泡发育、成熟和类固醇的合成需要最低阈值水平的LH,但需要的量不多,因为只要1%受体被占用就足以维持类固醇的合成。而LH水平超过卵泡发育的上限值则卵泡发育终止,由于中、小卵泡的上限值低,LH升高使中、小卵泡闭锁。而优势卵泡由于上限值较高,可以继续发育,当中卵泡期的LH峰超过了优势卵泡的上限值时,颗粒细胞的分裂被抑制,优势卵泡停止发育,黄体化开始。在最低阈值与上限值之间的LH水平称为LH窗。

LH与自然周期优势卵泡的选择机制有关。初级卵泡内不存在LH受体,LH受体在次级卵泡内才出现,这时卵泡正处于募集阶段。LH对非优势卵泡又有负性选择作用,每个卵泡都有LH的上限值,当LH超过上限值时卵泡退化闭锁,由于大卵泡的上限值高,当LH上升时未超过其上限值卵泡继续发育,而小卵泡的LH上限值较低,当LH水平超过其上限值时,通过间接的途径卵泡退化。

优势卵泡由于存在LH受体,在FSH下降的情况下,可在FSH和LH共同作用下维持继续发育,而其他卵泡由于没有形成LH受体,在FSH降低的情况下则发生退化,从而保证每个周期只有一个卵泡发育成熟排卵。

在LH受体基因突变中,LH失去功能,卵泡发育完全停止于早期的次级多卵泡阶段,伴有低雌激素和雄激素。卵泡成熟后LH峰无疑是诱发排卵的原因。但其机制还不十分明确。卵泡的破裂与局部蛋白溶解酶释放、前列腺素、平滑肌收缩等有密切的关系。LH峰在诱发排卵时,同时使卵母细胞的减数分裂恢复,卵子发育成熟。这与卵泡的结构有关。周围的颗粒细胞与卵母细胞间存在着缝隙连接,其cAMP的传递抑制着卵母细胞的减数分裂。卵泡成熟后,大量的雌激素使垂体产生了LH峰。LH峰使颗粒细胞膜回缩,与卵泡间的连接消失,卵母细胞的减数分裂恢复,这是卵子成熟的重要机制之一。

血液中LH浓度随着月经周期而波动。在月经来潮后,LH处于相对较高的水平,以后由于卵泡生长,伴随雌激素增加LH又逐步下降。卵泡成熟后雌激素高峰诱导产生LH峰,排卵以后再逐步下降,直到月经来潮后再上升。在月经周期中,特别是卵泡期,LH与FSH相对平衡,一般FSH略高或相等。

临床资料亦表明,卵泡期适当的LH水平能增加卵泡对FSH的敏感性,促进卵泡生长,维持子宫内膜的发育,单用FSH虽然卵泡能发育,但发育慢、数量少,用Gn的时间长、剂量大,卵母细胞受精率低。动物实验显示,单用FSH窦卵泡形成少,卵母细胞核成熟减少,用HCG后排卵少。对低促性腺激素和低性激素闭经患者的研究表明,血LH水平达1.2U/L卵巢才能对重组FSH(rFSH)发生适当的反应,LH 75IU/d就足以促卵泡发育和激素的生成。鉴于LH在卵泡发育中的重要作用,卵泡期LH过低显然不利于卵泡和子宫内膜的发育。在垂体受到GnRHa的强烈抑制后,LH水平降低,应用较纯的FSH在超排卵时用药量增加,这是临床常有的现象。通常于应用Gn第5~6天后加用LH,以促进卵泡发育。

(二)卵泡期高LH对受孕和妊娠的影响

如果在卵泡期LH过高,或与FSH失去平衡相对过高,将影响到生殖。卵泡期产生LH过高或相对过高见于以下情况:①PCOS。不良的内分泌反馈形成相对或绝对的LH过高状态。②促排卵药物。Gn药物中HMG含有等量的FSH和LH。当使用HMG过多时,使LH应用过多。③促排卵中自身产生卵泡成熟前的LH峰。由于正常的雌激素激发LH峰时,雌激素由一个卵泡产生,激素浓度与卵泡的发育成熟是一致的。在促排卵特别是超排卵中,由于多个卵泡生长,卵泡虽然没有成熟,但雌激素浓度已经增加到足够的高度而激发LH峰。这时激素的浓度与卵泡的发育成熟不一致。

流行病学发现,在PCOS患者中有不孕症的LH明显高于没有不孕症表现的,并且不孕表现与高LH的关系高于与卵巢多囊化的关系。Regan等观察了193个月经规则但有受孕困难的孕妇,发现她们在卵泡中期LH增高(>10U/L),一年的受孕率和流产率分别为61%和65%,与对照组相比有明显的差异(80%和12%)。在氯米芬促排卵、GnRH促排卵和Gn促排卵的报道中,都发现卵泡期高LH者的受孕率低,流产率高。在体外受精时发现,卵泡期LH过高或出现成熟前LH峰,卵子的受精率、卵裂率和妊娠率均低下。

高LH对受孕的影响可能产生于卵子的成熟障碍和(或)子宫内膜的同步性。但赠卵对比研究和自然周期冷冻胚胎的对比研究显示,高LH对受孕的不良影响不是影响子宫内膜的同步性,而是影响卵子成熟和质量。颗粒细胞借缝隙连接通过cAMP抑制卵母细胞的有丝分裂。LH使缝隙连接消退,减数分裂恢复。FSH或许有维持这个连接的作用。过高或相对过高的LH可能导致排卵前卵母细胞"成熟前成熟",排出发育不成熟的过熟卵子。这种卵子的结局是不能受精或者流产。

(三)不孕症治疗中高LH的预防

一旦LH对卵母细胞产生不良影响,将没有补救措施。因此,在促排卵周期中预防卵泡期的高LH是提高妊娠率的关键。

1.孕激素预处理。在前一月经周期的黄体中期给予黄体酮10~20mg/d,共3~5d或黄体酮胶丸0.1g/次,每日2次,共10~15d。月经紊乱者,可行2~3个人工周期后促排卵。人工周期方式可采用雌-孕激素序贯法或雌-孕激素联合法,即从月经第3天开始服用戊酸雌二醇(补佳乐)1mg,每天晚上睡前半小时服,连用21d,在最后3d,口服黄体酮胶丸100mg/次,每日2次,连用3d停药。经过处理后,可提高对促排卵物的敏感性,有些对氯米芬不反应的妇女,可恢复对氯米芬的反应性,妊娠率提高,流产率下降。

2.降调节。所谓降调节是指应用GnRH-a抑制垂体,使LH下降。通常采用长方案和短方案。长方案是于月经第二十一天或排卵后7~8d肌内注射GnRH-a,常用曲普瑞林(达菲林)3.75mg/支的1/3支(1.25mg),一次肌内注射,或是短效曲普瑞林(达必佳)0.05mg/d直至HCG注射日。短方案是于月经第二天应用0.1mg曲普瑞林,皮下注射,直至注射HCG日上午最后一次注射曲普瑞林。无论长方案还是短方案,均于月经第3天或第5天促排卵,采用递减给药法或递增方案促排卵,Gn的用量应根据患者的具体情况而定。

3.限制促排卵药物的LH用量。虽然卵泡生长LH是必需的,对于促卵泡药物中LH的作用的可耐受剂量有争议,关于HMG的应用,可完全采用hMG超促排卵,或在应用rFSH的3~5天各加HMG 75U,效果好。但多数医师认为每日LH量不超过225U比较适当。对于没有实施降调节或孕激素准备的患者更应当慎重。

4.拮抗剂的应用。IVF促排卵周期中,当血清LH≥10IU/L,E_2≥1000pg/mL时,可以加用西曲瑞克(思则凯)0.125~0.25mg/d,24h重复注射,抑制LH峰,直至HCG注射日。

第二章　辅助生殖技术

第一节　人工授精

一、概述

人工授精(AI)是指采用非性交的方式将精子递送到女性生殖道来达到生育目标的系列技术。按照其精子的来源,AI可分为来自丈夫精子的夫精人工授精(AIH)和来自第三方精子的供精人工授精(AID)。1790年,英国人John Hunter首次用注射器将尿道下裂患者精液注射到其妻子阴道内获得正常妊娠;1884年,费城Willian Pankhurst首次采用供者精液进行AI治疗获得成功。AI也可按照不同授精部位分类,如阴道、宫颈管、宫腔、输卵管和腹腔的授精被分别称为阴道内人工授精(IVI)、宫颈管内人工授精(ICI)、宫腔内人工授精(IUI)、输卵管内人工授精(IFI)和腹腔内人工授精(IPI)。1866年,纽约城妇产医院的Marion Sims采用ICI/IUI技术治疗性交后试验阴性的不孕妇女获得了一例成功。ICI和IUI仍然是目前最常用的AI治疗技术,ICI多用于男性精液参数正常,但生殖器发育异常(如尿道下裂)、性功能或射精功能障碍的不孕夫妇,以及需要接受AID治疗的患者;IUI则主要用于男性少弱精子症、女性宫颈异常相关的辅助生殖治疗。

体外受精(IVF)技术的出现带动了精子制备技术的发展。精子的洗涤、上游、下游,以及密度梯度分离等系列技术的临床应用再次唤起了人们对AI技术治疗的关注。相对于IVF技术,AI技术较为简单、价廉,相对较少地干预正常的生殖过程,因而有更广的适应证范围,被认为是辅助生殖技术(ART)中一线治疗技术。

二、夫精人工授精技术临床诊疗常规

(一)适应证

1.男方因素。精液液化异常,逆行射精,性功能障碍,生殖器畸形等。如精液常规分析参数正常可考虑ICI治疗;男性少、弱精子症等可进行精子制备后行IUI治疗,但制备后前向运动的精子数不宜少于500万条(过少的前向运动精子数会使临床妊娠率下降)。

2.女方因素。女方至少有一侧输卵管完全畅通,且输卵管碘油造影证实无影响输卵管拾卵功能的盆腔粘连,但有宫颈因素不育;或生殖道畸形及心理因素导致性交障碍等;或排卵障碍促排卵治疗无效后;或子宫内膜异位症等。

3.免疫性因素。精液抗精子抗体检测时,至少在一份精液样本中,发现有50%或以上的活动精子包被,且经过精子-宫颈黏液接触实验、体内性交后实验、体外精子-宫颈黏液接触实验等评估抗体生物学重要性后加以证实。

4.原因不明不孕。

5.符合计划生育政策。

(二)禁忌证

禁忌证包括:①男女一方患有生殖泌尿系统急性感染或性传播疾病;②一方患有严重的遗传、躯体疾病或精神心理疾患;③一方接触致畸量的射线、毒物、药品并处于作用期;④一方有吸毒等严重不良嗜好。

(三)门诊检查常规

宜于AIH治疗前1个月左右就诊完成术前检查,要求患者准备身份证、结婚证、生育证。门诊检查包括以下内容。

1.男女双方病史采集。包括不孕不育年限(未采用避孕的时间);婚姻状况、曾用过的避孕方法;初潮年龄、月经周期、经期、末次月经、是否伴发痛经及其发生的时间和严重程度;孕产史、伴发的并发症;近期心理、情绪、进食、过度运动史;盆腹腔痛、低热、畏寒、白带异常史;泌乳、多毛、痤疮、体重改变史;既往结核等特殊传染病史、盆腔炎、既往性传播疾病史,以及治疗情况;盆腔或腹腔手术史、自身免疫性疾病史、既往重病和外伤史以及幼时的特殊患病史;药物过敏史;吸烟、酗酒、成瘾性药物、吸毒史;职业以及特殊环境、毒物接触史;家族中有无出生缺陷、智障、不孕不育史。近期有不育相关检查及治疗经过。

男性还包括青春期开始时间、性交频率和时间、有无勃起和（或）射精障碍；有无与其他配偶怀孕；有无性传播疾病、泌尿生殖系感染、腮腺炎合并睾丸炎或其他病毒性睾丸炎；有无肾脏疾病、糖尿病、附睾炎、纤维病变、结核、及其他全身性疾病；有无睾丸手术、腹股沟疝修补术、输精管结扎、阴囊损伤、睾丸扭转，以及其他盆腔和腹腔手术史；是否有高温、放射和有毒环境暴露史，烟酒、咖啡因摄入史；有无服用磺胺类抗生素、合成代谢的类固醇激素等生殖毒性药物；有无隐睾、男性乳腺增生、性腺低下、嗅觉丧失、中线缺陷（腭裂）、男性纤维病变等先天性发育异常。

2.体格检查。女性的体格检查至少包括：体格发育及营养状况、身高、体重、体脂分布特征、乳房及甲状腺情况等；是否呈现雄激素过多体征——多毛、痤疮、黑棘皮征等；外阴发育、阴毛分布、阴道和宫颈异常排液和分泌物；子宫大小、形状、位置和活动度；附件包块和压痛；子宫直肠凹处的包块、触痛和结节；盆腔和腹壁压痛、反跳痛；盆腔包块。

男性的体格检查至少包括：身高、体重、血压及是否肥胖；男性第二性征发育、男性乳房发育；阴茎（有无尿道下裂、瘢痕、硬斑、溃疡或尿道分泌物）、睾丸（有无下降不全、异位或回缩；睾丸体积是否<12mL；睾丸质地、有无阴囊肿块）、附睾（能否触及，位置，有无囊肿、结节及压痛）、输精管（能否触及，有无增厚，结节及触痛）、腹股沟区检查（有无疝、瘢痕或淋巴结肿大、有无精索静脉曲张）、前列腺（有无疼痛，或质地坚硬）、精囊（可否触及、有无压痛）等生殖系统检查。

3.辅助检查和实验室检查。女方检查包括：基础体温测定；子宫输卵管碘油造影术或腹腔镜等手术确认输卵管是否通畅、排除盆腔粘连；排除不能耐受妊娠的疾病等；基础内分泌检查——雌二醇（E_2）、促卵泡生成素（FSH）、促黄体生成素（LH）、睾酮（T）、催乳素（PRL）；抗子宫内膜抗体、抗心磷脂抗体检测；风疹病毒、弓形虫、疱疹病毒、巨细胞病毒筛查；白带常规、宫颈分泌物支原体、衣原体、线索细胞、宫颈涂片检查；空腹血糖。推荐进行胸部X线片、心电图检查。

男女双方的检查包括：血/尿常规、肝肾功能、红细胞沉降率、血型（ABO Rh）；乙型肝炎、丙型肝炎、艾滋病、梅毒、淋球菌；抗精子抗体。如有下列情况推荐进行染色体检测：①有习惯性流产、死胎、死产史；②出生过畸形、智力低下或者染色体病患儿;③原发不孕。

男方检查包括:精液分析;男方为少精子症时,进行染色体检测和Y染色体微缺失检测。

(四)临床操作常规

1.启动治疗前,机构应根据我国现行计划生育政策的要求查验和复印身份证、结婚证和准生证;给患者进行相关信息和注意事项的宣教、沟通,必要时予个体化的心理辅导,最后签订签署知情同意书。

2.建立档案。临床医生负责书写专科病历,并核对术前准备的各项检测是否正常(临床检测1年内有效)。

3.制订治疗方案。临床组医生应根据患者个体情况,讨论和制订用药方案及授精方式。

4.排卵监测与授精时机。

第一,对有规律月经周期且有自行排卵的女性,可在自然的月经周期中根据月经周期的天数、宫颈黏液评分、基础体温的测定、结合血或尿LH水平及阴道B超监测卵泡发育来判定。通常可在周期的第9～11天开始行B超卵泡发育监测,当优势卵泡直径达16mm时,可开始宫颈黏液评分和半定量尿LH的监测。当达到18mm或以上时,可酌情抽血监测E_2、LH水平直到排卵日。

月经周期:育龄女性的正常月经周期为21～35d,平均月经周期为28d。当月经周期为28d时,排卵发生于第13～15天。有些女性在月经周期中期可出现与排卵有关腹痛。

基础体温确定:在月经周期的卵泡期,基础体温相对较低,在排卵期由于产生黄体酮,体温至少升高0.5℃,这一体温持续几天。在体温双相的转换日或其后1天被认为是排卵日。

宫颈黏液评分:常用Billings评分法,根据黏液量、拉丝度、结晶及宫口关闭和开张情况客观地评价宫颈黏液。黏液产生开始时是浓稠的、浑浊的,接近排卵时,黏液变得丰富,光滑透明,有弹性,这种状况利于精子通过,改变2～3d;排卵后,黏液再次变得黏稠。人工授精应在宫颈黏液最大评分日施行。

LH水平的测定:尿LH峰后12～24h排卵。临床常应用尿试纸测定尿LH峰来预测排卵,试验从第11h开始,直到排卵。此方法简单、价格低廉、可自行监测。自然周期血LH峰出现后24～36h排卵。

超声监测:可动态直观的监测卵泡地生长发育和排卵情况。卵发育时,卵泡增大,排卵前,卵泡壁薄,充满液体,排卵通常发生在卵泡直径达 18～25mm 时。已排卵的超声波表现为成熟卵泡骤然消失或成熟卵泡明显缩小,且卵泡内透声减弱,直肠子宫陷凹出现液体积聚。

宜在排卵前 24h 内行人工授精。次日行 B 超检查排卵情况,若仍未排卵可以考虑再次行 AI 治疗。当主导卵泡直径达 18mm 以上且出现尿 LH 峰时,则于 LH 峰后 12～24h 左右授精一次;当主卵泡直径达 18～20mm 仍无 LH 峰出现时,注射 HCG 5000～10000U,授精时间一般为 HCG 后 36～40h。

第二,对于有排卵障碍(如多囊卵巢综合征、下丘脑性闭经等)、原因不明不孕、自然周期卵泡发育不良、自然周期失败或年龄较大(35 周岁及以上)等病因的患者,可采用药物诱导排卵。有多种诱导排卵的方案适应于不同情形下的 AI 治疗。通常,在诱导排卵周期用药日,应行 B 超观察基础卵泡的数目及大小,用药过程中应进行 B 超监测卵泡生长和发育、子宫内膜同步增长情况,指导药物剂量的调整。若卵泡直径≥12mm,则隔天进行 B 超、LH 检查监测卵泡发育,嘱男方手淫法排精 1 次;当卵泡直径≥14mm 时,每日 B 超监测和 LH 检查直至排卵。若卵泡直径达 18～20mm,尿 LH 阳性者,可注射人绒毛膜促性腺激素(HCG),用于精确地预测排卵时间(HCG 注射宜在内源性 LH 峰开始之前),于当天下午或次日行 AI;若尿 LH 阴性者,当天晚上 10 点注射 HCG 5000～10000U,次日上午行 IUI。常用的药物诱导排卵方案包括以下几种。

氯米芬(CC)+HCG 方案:适用于体内有一定内源性雌激素水平的无排卵患者。月经第 3～5 天或黄体酮撤退出血第 3～5 天给 CC 50～100mg/d,连续 5～7d 用药。当主导卵泡>18mm,予 HCG 5000～10000U,肌内注射,促进卵泡成熟。另可加用补佳乐 1～2mg/d,改善 CC 的抗雌激素作用。

促性腺激素(Gn)+HCG 方案:适用于使用 CC 诱导卵泡生长失败者或低促性腺激素性闭经。月经第 3～5 天或黄体酮撤退出血第 3～5 天或测定血清激素水平,如果 E_2<50pg/mL,子宫内膜厚度<5mm,基础卵泡直径<5mm,可开始给予促性腺激素,37.5～150U/d,肌内注射,至卵泡成熟。

CC+Gn+HCG 方案:适合于单用 CC 卵泡发育欠佳者,可加用促性腺激素。月经第 3～5 天或黄体酮撤退出血第 3～5 天给 CC 50～100mg/d;第 5～9 天给 HMG/FSH 75～150U/d,之后根据卵泡发育情况调整剂量。

口服合成避孕药(OC)+促性腺激素释放激素类似物(GnRHa)+HMG/FSH+HCG：主要适应于基础LH＞10U/mL或既往有提前的LH峰现象的患者、PCOS患者。助孕前1～3个月经周期口服合成避孕药,月经第21～23天注射长效GnRHa 1.5～1.8mg,助孕周期MC3～5确定Em厚度＜6mm且已达降调节后(E_2＜50pg/mL,LH＜10mU/mL,F＜10mm),开始予HMG/FSH 75U,肌内注射,每日1次,连用5～7d,之后根据卵泡发育情况调整剂量,一般以37.5～75U递增或递减方式调量。如3～5d未达到要求,继续观察3～5d,必要时改用超长方案或取消周期。

在药物诱导卵泡生长过程,应控制＞16mm卵泡数不应超过4个,避免多胎和卵巢过度刺激综合征(OHSS)的发生。

以下情形必要时需采取卵泡穿刺辅助卵子释放:①既往有卵泡黄素化未破裂综合征史的患者,在注射HCG后40h观察优势卵泡仍未破裂者;②＞16mm卵泡数目多于5个者,为防止多胎妊娠及OHSS,酌情采取卵泡穿刺术将多余卵泡抽出。

5.授精操作常规。尽管可能的授精方法有5种,但目前临床上常规使用的主要是ICI和IUI两种授精方式。

(1)ICI:主要适用于性交不能、性交后不射精、精液不液化患者。术前排空膀胱,患者取膀胱截石位,臀部略抬高,以阴道窥器暴露子宫颈,用生理盐水消毒棉球揩净子宫颈外口周围黏液,将装有液化后精液的注射器以低压缓慢注入子宫颈管内,退出窥器,患者平卧1h。

(2)IUI:是AIH最常用且成功率最高的人工授精方法,主要适用于男方少精、弱精、畸形精子症,女方宫颈因素不孕,免疫性不孕,原因不明不孕等患者。授精前如患者子宫为极度前倾前屈,建议术前1h喝水250mL,其他患者术前均建议排空膀胱。体位同ICI,生理盐水冲洗患者阴道及宫颈管外口,授精管吸出洗涤好的精液,护士和医生以及患者相互核对后,排除管内空气后轻柔将授精管插入宫腔内(一般过宫颈内口1～2cm即可),再将0.3～0.5mL制备后精子悬液缓慢注入宫腔后停留1min左右退管。术后患者抬高臀部卧床休息至少30min。

6.黄体支持。对于诱导排卵周期、年龄＞35岁、黄体功能不全、原因不明不孕等患者AI术后需行黄体支持。

黄体酮:可肌内注射黄体酮20~40mg/d,从授精日开始,16d后验血或尿HCG,妊娠后继续使用至孕8~10周逐渐减量停药。

HCG:AI术后可用HCG进行黄体支持,2000U/次,从授精日开始每3d肌内注射1次,共3次。

某些患者可考虑联合应用或加用雌激素类药物,OHSS高危患者不用HCG行黄体支持。

7.术后注意事项和随访。离院前向病人交代禁同房、禁盆浴、禁游泳2周;采用药物诱导排卵的患者若有恶心、呕吐、腹痛、严重腹胀、体重明显增加等卵巢过度刺激症状,或其他特殊症状如阴道流血等应立即复诊或当地就诊。

确定妊娠:AI术后16~18d如未行经,则开始测尿HCG,若为阳性为妊娠;若弱阳性继续黄体支持,过3d复查尿妊娠试验,若为阳性为妊娠;若阴性为生化妊娠;若为弱阳性应继续随访,以排除宫外孕。已诊断妊娠的病例应于术后30d左右行阴道B超检查确定临床妊娠情况,包括观察有无宫内孕囊、有几个孕囊、孕囊内有无胚芽及心搏、胚芽大小与孕周是否符合、有无宫腔积液,同时应仔细扫描双附件,看有无宫外孕囊。如三胎以上妊娠,必须行减胎术。

随访:已确定妊娠的患者应继续随访,包括早、中、晚孕期情况,分娩情况和新生儿情况,出生后1岁情况,以后不定期随访母婴健康状况。

8.并发症及处理。术中的可能并发症包括持续少量阴道流血;宫腔积血;下腹疼痛。术后应追踪有无OHSS、卵巢扭转等并发症发生;经促排卵后妊娠的病例即使官内见孕囊也不能排除宫内外混合妊娠,如血HCG浓度上升缓慢更应高度警惕异位妊娠。

(1)出血:少量的出血一般发生在宫颈外口和宫颈管,处理原则为压迫止血,预防感染。较多量出血发生在卵泡穿刺术后,需要住院处理。

(2)腹痛:术中一般发生在宫颈牵扯和精液注入速度过快时。术后出现应警惕OHSS和卵巢扭转、破裂、感染、宫外孕、流产等。一般在操作停止后,腹痛会自行缓解;极少数发生剧烈腹痛者,可予阿托品0.5mg肌内注射。其他情况对症处理。

(3)感染、休克:术时适当使用抗生素,极少发生,按照相关原则处理。

(4)多胎妊娠:预防措施:尽量避免多卵泡发育,如优势卵泡≥4个,建议取消IUI或行卵泡穿刺术将多余卵泡抽出。处理原则:发生3胎及以上妊娠者,应在妊娠8+周实施减胎术。

(5)卵巢过度刺激综合征(OHSS):慎重使用促排卵药物,不予注射或减量注射HCG诱发排卵;不用HCG支持黄体;必要时可取消IUI周期或抽吸多余的卵泡后行IUI。处理原则:轻度严密观察,鼓励患者多饮水,少吃多餐进食;中到重度应住院治疗,每天监测出入量,腹围;注意HCT,水电解质平衡,肝肾功能,血凝状态,卵巢大小,腹水情况;鼓励少量多次进食,鼓励饮水,补充血容量、白蛋白及电解质;腹水及胸腔积液严重者可抽胸腹水;在血容量不足和血液浓缩的情况下,不能使用利尿剂;其他对症治疗。

(6)异位妊娠:发生率低,一旦确诊必须住院治疗。

9.性交后试验(PCT)。是一种体内宫颈黏液功能检查,目的在于了解精子对子宫颈黏液的穿透性能,同时还可以了解宫颈黏液性状,精液质量及性交是否成功等有关情况。

方法:试验应选择在排卵期进行,试验前至少2d避免性交。在前一天晚上同房。检查时将未用润滑剂的阴道窥器置入,用吸管在阴道后穹窿部吸取混合样本(证实精液确实曾存留于阴道内)。然后再用另一吸管吸取宫颈黏液标本。将这些标本置于载玻片上,加上盖玻片,使用相差显微镜在标准厚度下进行检查。性交后试验检测宫颈黏液的时间一般为9～24h。

结果分析:如果宫颈黏液中存在适量快速直线前向运动的精子,就可排除宫颈因素作为不育原因的可能性;PCT初试结果阴性或不正常,应重复进行性交后试验。如果操作正常,重复检测仍为阴性,则提示为宫颈黏液引起的不孕。

注意事项:同房时不能使用润滑剂,也不能在性交后进行盆浴、阴道冲洗,在性交后可以冲淋浴。

三、夫精人工授精技术实验室操作常规

(一)取精时间安排

当女方主导卵泡达15mm左右时,应通知男方排精一次,之后一直禁欲到授精日再取精(取精前一般禁欲48h至7d,过长或过短的禁欲时间均有碍精子的质量,但对于精液差的病例可适当延长禁欲时间)。

（二）精液收集

取精时间安排在 IUI 前 1~2h，核对夫妇证件（结婚证、身份证、计划生育部门开具的生育证明），确认丈夫身份，签署《接受助孕夫妇取精认证书》。有条件的中心可留存精液样本以备查。

1. 环境。应有专用的取精室，室内配有单人床和洗手装置，环境温馨、温暖（20~24℃）、洁净。病人在取精过程中须保持取精室周围环境安静，以免造成精神紧张引，从而起取精困难。

2. 常规精液采集方法。取精前患者丈夫先排尿冲洗下尿道，清洗双手，将已写上姓名及病历号的取精杯交患者丈夫，并告知取精杯已消毒，勿污染杯内壁。丈夫手淫取精，应将全部精液射入取精杯，立即将杯盖旋紧尽快送实验室处理（30min 内）。实验室收到取精杯后应记录收到时间、核对姓名及证件，并留取备查精液样本（当患者面留取一滴精液于盖夫妻手印的滤纸上）。如手淫取精不成功，可通过性交将精液收集于专用的无毒无菌避孕套内。

3. 逆行射精患者的精子采集方法。取精前夜（以 21 点为宜）口服碳酸氢钠（$NaHCO_3$）4g 及 200mL 水，当日取精前 1h 再服 4g $NaHCO_3$ 及 200mL 水，不可饮用提高尿液渗透压的饮料，使尿液的渗透压降低，最佳的尿液渗透压范围为 280~320mOsm/L，尿液 pH 为 6.8~8.5。取精前排空膀胱，手淫法射精后，立即将尿液排入盛有 10mL HEPES-精子洗涤液的取精杯内，尽快送实验室处理。

4. 阳痿或射精障碍患者的精液采集。阳痿或射精障碍患者可采取适当药物治疗和心理辅导，当治疗无效时，可通过附睾精子抽吸术取精。

（三）精液处理

指通过特定的方法，最大限度地从精液中分离出形态正常、活动力强的精子，同时，去掉精浆和精液中可能携带的微生物等。常用的分离方法有上游法和密度梯度离心法。前者用于精液质量较好的精子制备，后者精子回收率较高，更适合于少精、弱精子症患者的精子制备，且对精浆和其他成分的分离效果好，是更为常用的方法。

1. 密度梯度离心法。该方法利用不同成熟度、不同状态精子（如正常、畸形和死精子等）的密度差异，在特定介质形成的密度梯度场中进行离心分离，达到将正常、活动力强的精子与其他精子和精浆成分分离的目标。适用于精液参数正常、精液参数较差或冻存精液患者的精子处理。

场地与设备要求:精子处理应在无菌、恒温的环境下操作。处理前应检查生物显微镜、离心机、CO_2培养箱和超净工作台是否处在正常的工作状态。相关的器材包括精子计数板,无菌的15mL离心管、注射器、Pasteur吸管须准备到位。

试剂准备:通常采用商品化的精子分离专用密度梯度分离试剂,最常用的体系是由40%上层和80%下层组成。所有分离用试剂和精子洗涤用培养基均需在使用前预热到37℃,采用碳酸盐缓冲系统的培养基应提前一天配制好放入CO_2培养箱中平衡。

操作流程:采集的精液置于37℃培养箱液化15～30min,混匀后无菌获取10μL至精子计数板,按WHO-5标准进行精液检查,计算前向运动精子总数。对精液不液化、液化时间长的样本,加入等体积的精子洗涤培养基,立即检查并处理。首先,用2mL注射器将1.0～2.0mL的80%下层分离液置于15mL离心管底部,再将1.0～2.0mL的40%上层分离液缓慢加在下层上,注意一定要在上下层之间形成明显的分界。分离液量的多少与精子的载量呈正相关。用Pasteur吸管慢慢沿着管壁加入1.0～2.0mL液化精液,以免与分离液混合。300g×(15～20)min离心;用Pasteur吸管获取离心管底部的精子沉淀于新的无菌离心管,重悬于5mL精子洗涤用培养基;200g×10min离心;5mL精子洗涤用培养基重复洗涤一次后;精子重悬于0.3～0.5mL培养基中,置于37℃培养箱备用,并测定精子的浓度和前向运动精子总数。

注意事项:精液有传播性疾病等潜在的传播风险,要按照生物安全流程操作和废弃处理;有2份或以上样本同时处理时须有全流程的2人核查和签名;填写实验室精液处理记录单,详细填写处理日期、方法、实验室温度、所使用试剂名称和批号,处理前后精液的各项参数,计算前向精子的回收率。

2.上游法。上游法是利用活动精子在培养试管内自主向上的趋向泳动能力,从培养液的上层液面收集活动能力强的精子,把活动力差的精子、死精子、凝集的精子、其他细胞成分和精浆蛋白质等分离,达到优选精子的目的。

场地、设备和试剂准备:参见密度梯度离心法。

操作流程:将1mL精液,或将两次洗涤以后的精子重悬于0.3～0.5mL培养基中,在精液或重悬液的上方,小心加入1mL培养基,将试管倾斜45°,置入37℃培养箱上游30～60min(时间根据精液质量来调整上游时间),避免晃动。

用无菌吸管吸取呈云雾状上层液到另一支试管,再加培养液2mL混匀,200g×10min离心。弃上清液,精子重悬于0.3～0.5mL培养基中,置于37℃培养箱备用,并测定精子的浓度和前向运动精子总数。

注意事项:同密度梯度离心法。

四、供精人工授精技术诊疗常规

(一)适应证

适应证包括:①睾丸性无精子症、梗阻性无精子症、严重的少精子症、弱精子症和畸精子症;②输精管复通失败;③射精障碍;④男方和(或)家族有不宜生育的严重遗传性疾病;⑤母儿血型不合不能得到存活的新生儿。

注意:适应证①②③中,除无法获取精子的患者外,其他需行供精人工授精技术的患者,医务人员必须向其交代清楚,通过卵母细胞胞质内单精子显微注射技术也可能使其有自己血亲关系的后代,如果患者本人仍坚持放弃通过卵母细胞胞质内单精子显微注射技术助孕的权益,则必须与其签署知情同意书后,方可采用供精人工授精技术助孕。

(二)禁忌证

禁忌证包括:①女方患有生殖泌尿系统急性感染或性传播疾病;②女方患有严重遗传、躯体疾病或精神疾患;③女方接触致畸量的射线、毒物、药品并处于作用期;④女方有吸毒等不良嗜好。

(三)门诊检查常规

1.女方检查。同夫精人工授精。

2.男方检查。血型和精液检查。

3.告知治疗程序。第一,查验患者夫妇身份证、结婚证原件及当地计划生育部门开具的生育证明并收取复印件存入病历档案;第二,向患者夫妇详细告知供精人工授精技术相关的知识、存在的风险,告之其可以选择的其他方法、可能出现的并发症和随访的要求等,签署人工授精同意书。

(四)临床操作常规

参见夫精人工授精,供精人工授精根据授精部位也分为阴道内人工授精、宫颈内人工授精、宫腔内人工授精,一般采用宫颈内人工授精。

供精人工授精一般在自然周期进行,有指征患者可在药物诱导排卵周期进行。具体操作同夫精人工授精。

(五)实验室操作常规

供精人工授精须采用冷冻精液进行治疗。冷冻精液必须来自卫生行政部门批准的人类精子库。

冷冻精液的解冻方法：将供精冷冻管从液氮中取出，拧松帽盖，防止供精管在复苏过程中爆裂，置37℃水浴迅速复苏、混匀，无菌获取10μL精液至精子计数板，按WHO-5标准进行精液检查，计算前向运动精子总数。

按照卫健委技术规范的要求，解冻后精液用于宫腔内人工授精治疗时，要求复苏后精液前向运动精子总数不得低于$10×10^6/mL$，前向运动的百分率不得低于40%。

实施供精人工授精技术的机构应建立严格的保密措施，确保患者的个人隐私安全；应建立切实可行的随访机制，保证及时准确地向精子库反馈妊娠及子代情况；应建立可靠的运行机制，配合计算机辅助管理系统，严格控制每一位供精者的冷冻精液最多只能使5名妇女受孕。

第二节 体外受精-胚胎移植技术

一、IVF-ET概况和发展史

体外受精-胚胎移植技术（IVF-ET）是人类辅助生殖技术（ART）的基本内容和核心技术，俗称"试管婴儿"技术。1978年7月25日，世界首例试管婴儿Louise Brown在英国剑桥诞生，成为20世纪医学史上的里程碑。1985年4月和1986年12月，我国台湾、香港先后诞生了两地的首例试管婴儿。1988年3月10日，大陆的首例试管婴儿也在北京医科大学第三医院张丽珠教授领导的生殖中心诞生。当今国际上采用的助孕新技术多数是从IVF-ET衍生出来的。如果从Schenck尝试在体外完成受精和Heape将供体兔子的胚胎成功地移植到受体子体内开始，哺乳类的胚胎移植技术已有了100多年的历史。20世纪60年代初期，家兔卵体外受精科学试验首次成功，激发了胚胎学家Prof.Robert G.Edwards想要尝试进行人卵体外受精的实验研究愿望，他与妇产科专家Mr.Patrick Steptoe进行了10多年的合作努力，历经百余次失败后，终于利用腹腔镜技术,获取自然周期的1枚排卵前卵母细胞,体外受精后形成的胚胎移植获得成功妊娠分娩。全球许多国家生殖专家对研究这项划时代的新技术充满热情,相继在印度、澳大利亚、美国、欧洲多国获得成功临床应用。在世界首例试管婴儿诞生30多年之后,2010年Robert C.Edwards获得了诺贝尔医学或生理学奖,按照当年诺奖颁奖时估计,全世界已经有约300万个家庭通过IVF-ET技术拥有了自己的后代,试管婴儿数量也达到了400万个以上。

据世界卫生组织(WHO)评估,世界上每7对夫妇中约有1对夫妇存在生殖障碍。我国近期调查,国内不孕症者占已婚夫妇人数的10%,比1984年调查的4.8%增加1倍多,发病率呈上升趋势。临床统计,不育患者中约20%的夫妇,不借助ART就根本无法生儿育女。在不孕症病因中,男性因素引起的不孕约占30%,女性因素约占50%,双方因素约占20%。常规的或称为传统的IVF-ET技术主要是针对女性因素所致不孕症或至少是在没有严重的少弱精子症时可以采用精子和卵混合培养方式完成体外受精,但对于曾经尝试常规受精但精卵未能自然结合,或因男性精子密度过低、活力较差等,或在评价精子功能后认为不能自然受精时,可以借助卵母细胞胞质内单精子注射受精技术实现精卵结合完成受精过程。卵母细胞胞质内单精子注射技术1992年在比利时首获成功临床应用,随后这项技术迅速普及和发展,成为治疗男性原发性生精低下,严重少弱畸精子症,阻塞性无精子症等所致不育的最主要手段。

1983年,Trounson A报道首例经冻融胚胎移植后成功妊娠分娩的试管婴儿。如今,胚胎冻融技术已成为IVF中不可缺少的组成部分,胚胎冻融技术为充分利用促排卵周期形成的多余胚胎提供了保存和再利用的技术保障,避免胚胎浪费,增加累计妊娠机会。另外,近年来冻融胚胎技术还用于因促排卵周期发生卵巢过度刺激等新鲜周期不适宜移植的情况时,将全部胚胎冻存,在随后的自然月经周期或人工周期进行解冻胚胎移植,在更安全的情况下获得更好的临床结局。

1991年英国学者开始将着床前胚胎遗传学诊断技术(PGD)用于临床,这项技术是利用体外受精后形成的分裂球期胚胎的1个分裂球或囊胚期胚胎的少数滋养细胞进行相应的遗传分析。在不孕不育患者中,部分夫妇不是表现为受孕困难,而是反复发生自然流产或有畸形胎儿出生,这些常与夫妇中某一方或双方存在易造成流产的遗传异常有关。目前已发现的人类遗传病约4000

余种,有些夫妇一方为异常染色体平衡携带者或性连锁疾病携带状态等,人群中存在这样或那样的遗传缺陷。随着单细胞分子遗传学诊断技术的发展,特别是CGH和SNP芯片技术的推广,PGD技术的应用近年来得到快速发展,使那些因遗传问题不能顺利生育的夫妇有望得到正常后代,避免反复流产或畸形儿的出生。

IVF-ET技术还成为研究人类生殖过程、遗传病机制、干细胞定向分化等的重要临床资源,而这些课题的深入研究积累经验,必将推动医学及生命科学的继续发展。

二、体外受精-胚胎移植(IVF-ET)技术简介

将从母体取出的卵母细胞置于培养皿内,利用适合人类卵母细胞生长的培养液进行体外培养,加入经体外分离处理选择出的有活力的精子,这些精子在与培养液接触过程中已经被诱导完成了体外获能过程,精子和卵在体外共同培养过程中完成精卵结合的受精过程,受精卵继续发育成早期胚胎后,选择受精正常且发育正常的胚胎移植回母体子宫内,胚胎着床并且经历"十月怀胎"后婴儿分娩。由于卵母细胞受精和受精卵及胚胎发育的最初几天(最晚至囊胚期)是在体外培养环境中完成的,体外受精-胚胎移植技术(IVF-ET)也被俗称为"试管婴儿技术"。

IVF-ET技术的建立分为2个部分,即临床部分和体外受精胚胎培养实验室部分,分别承担不同的工作,只有2个部分高度默契配合才能有效完成这项技术的临床实施。

临床部分主要任务是从需要接受IVF-ET治疗的不孕妇女体内取出成熟的(或经体外培养后能够发育成熟的)卵母细胞,以及把培养所得的胚胎移植回母体内(子宫或输卵管)。实验室部分则是把卵和精子在体外建立的培养环境中实现受精,并把受精卵培养成有活力的早期胚胎。严重少弱精症导致的男性不育,则需要借助ICSI技术辅助受精,所以又把精卵混合培养受精称为常规体外受精。按照不孕症病因不同,因男性或女性因素引起的不孕或不育在接受助孕治疗时需选择不同的治疗方式。

按照我国卫生行政管理规定,开展体外受精辅助生殖技术及其衍生技术目前主要包括体外受精/胚胎移植、配子/合子输卵管内移植或宫腔内移植、卵母细胞胞质内单精子注射(ICSI)、植入前胚胎遗传学诊断(PGD)、卵子赠送、胚胎赠送等,均需要经过卫生行政部门的审批后才能开展。对这些机构的基本要求包括人员和技术能力、场地要求、专用基本设备等。

三、IVF-ET适应证

随着IVF-ET技术的不断完善和普及,这项技术目前几乎成为不孕症治疗的最后一张王牌,在医疗实践中需警惕技术滥用和盲目扩大适应证,但是当经过一定诊治过程后认为无法自然怀孕的时候,常常会转向借助IVF-ET技术,几年来IVF-ET的适应证在逐渐扩大。

适应证选择是IVF-ET技术得以合理应用的关键,对于有适应证的患者夫妇还要评估其身体一般状态和生育力状态,当身体健康状态(健康体检和传染病排查)适合并能够承受妊娠和分娩,且生育力评估后认为具备实施IVF-ET最基本要求时,可以启动IVF-ET助孕治疗后续流程。

(一)常规体外受精技术适应证

1.输卵管堵塞或功能障碍引起精卵运输障碍导致的不孕。在IVF技术出现之前,输卵管因素引起的不孕主要通过输卵管成形术复通输卵管或期待治疗,IVF技术为输卵管因素不孕提供了直接针对病因的治疗方法和较好的疗效。

2.子宫内膜异位症伴不孕。内膜异位症常常伴有不孕,当输卵管通畅时,期待疗法、促排卵或促排卵人工授精、甚至宫腹腔镜手术处理等均为常用的治疗方法。但是当这些治疗未能见效时,可以选择IVF助孕。对Ⅲ、Ⅳ期内膜异位症来说,在尽可能清除病灶的同时,可能造成卵巢卵细胞池的消耗,影响IVF助孕时的成功率。一项对内异症不孕的回顾性研究结果显示,手术治疗后9个月的妊娠率24%,而在同时期内接受两次IVF助孕的累计妊娠率达70%。

3.男性轻度少精、弱精症。当妻子不孕,男方精液分析呈现一些精液参数不正常或某些指标有轻度下降时,经过体外分离技术处理后,精子总数和活力可达到进行常规IVF所需要的数量,这种情况下IVF技术可作为一种治疗选择。对严重的少弱畸精子症通常采用卵母细胞胞质内单精子注射(ICSI)技术辅助受精。

4.原因不明的不孕。不明原因性不孕是指经过包括腹腔镜在内的不孕症病因排查仍不能找出不孕症病因时所做的诊断。一般发生率为10%~20%，一些夫妇在诊疗或期待过程中成功自然受孕。不明原因多年未孕的夫妇有些会尝试IVF助孕，虽然从整体的临床妊娠率上看，这些夫妇与输卵管因素不孕夫妇助孕结局无异，但其发生完全受精失败的概率高于输卵管因素不孕夫妇，提示其精子或卵母细胞有潜在异常的可能性，对常规受精失败的夫妇借助ICSI技术有望成功受精和得到可以怀孕的胚胎，说明自然受精障碍可能是部分夫妇的不孕病因。

5.排卵功能障碍性不育。最常见的排卵障碍是多囊卵巢综合征（PCOS），经过数周期成功诱导排卵仍未受孕或诱发排卵困难，反复促排卵失败时，控制性卵巢刺激和IVF可作为另一个治疗选择。虽然越来越多的证据证明IVF对治疗PCOS不孕的有效性，但也同时存在发生OHSS风险大的问题，应给予高度重视。部分PCOS妇女还存在促排卵周期卵泡发育不良的倾向，卵泡生长极缓慢或在发育过程中发生退化，这些病例可以尝试未成熟卵体外成熟培养技术（IVM），从直径在10mm以下的窦卵泡内取出未成熟卵母细胞，经过体外成熟培养后行常规IVF或ICSI受精，在适应证选择合适，实验室和临床技术成熟稳定的情况下，可期待20%~30%的临床妊娠率。

6.其他因素引起的不孕。IVF技术也可适用于如免疫性不孕，年龄因素引起的生育力下降，癌症患者生育力储备等情况。

（二）卵母细胞胞质内单精子注射（ICSI）技术适应证

对严重的少、弱、畸精子症、梗阻性无精子症、生精功能障碍造成的精液中无精子，但在睾丸活检组织中能分离出精子的情况下，ICSI技术是行之有效的助受精技术，ICSI受精的胚胎有与自然受精形成的胚胎相似的发育潜力。严重少弱精症生精障碍的男性，约10%存在染色体和性异常，对这些病例进行ICSI之前要先进行染色体核型分析。严重少弱精子症精液中分离的精子，阻塞性无精子症附睾抽吸获得的精子，生精严重低下男性睾丸组织中分离出的精子均可用于ICSI，并获得较满意的受精率。另外，对男性免疫性不育、有常规体外受精失败史和精子结构异常，如无顶体或顶体功能异常等也可使用ICSI技术助受精。ICSI技术是通过显微操作，将一条精子注射到一个成熟的卵母细胞细胞质内，从而辅助完成受精过程。针对男性因素不育发展的ICSI技术在生殖领域内应用愈来愈广泛，其适应证也不再仅仅局限于少、弱精症。目前,ICSI的主要适应证有:①严重的少、弱、畸精症。精液中有一定数量活力及形态良好的精子是保证常规受精的前提,如果精液质量较差,选择ICSI是最佳治疗方案,因为ICSI技术只要保证每枚成熟卵子有一条质量较好的精子即可;②不明原因的常规受精失败史。对于既往IVF存在常规受精失败或受精率低于20%时,当患者再次进行IVF治疗,通常建议此周期采用ICSI技术;③睾丸或附睾精子。对于一些需要通过手术从睾丸或附睾中获取的精子,ICSI技术也能帮助这些男性利用较少的精子完成受精过程;④需要用PCR技术诊断的PGD周期。由于单细胞PCR技术难度大,准确性要求高,为了为避免PCR扩增时因颗粒细胞或精子导致的污染,针对PCR-PGD周期应采用ICSI技术。

四、控制性促排卵与卵泡监测

(一)常用控制性促排卵方案

目前常用的控制性卵巢刺激方案分为GnRH激动剂降调节方案和GnRH拮抗剂方案。GnRH激动剂降调节方案又按照使用激动剂起始时间不同分为长方案,即前一月经周期黄体中期开始使用降调节药物。短方案是从同周期月经第2天开始使用降调节药物,直至HCG日。超短方案是从同周期月经第2天开始使用降调节药物,3d后停用。在月经来潮的第2天抽血测定基础FSH、LH、E、P水平,当这些激素水平在基础状态,B超检查卵巢内没有>0.8cm直径的卵泡时,可以开始使用促性腺激素,一般剂量为每日150~300U。年龄在35岁以下,B超探测卵巢中基础窦卵泡较多时从低剂量开始使用,年龄在35岁以上,基础窦卵泡少,基础FSH升高者,采用较高剂量起始。拮抗剂方案是从月经周期第2~3天开始每日用促性腺激素150~300U,自使用促性腺激素第5~8天起,每天同时使用GnRH拮抗药0.25mg,直至HCG日仍需要使用。

GnRH-a长方案:从黄体中期开始使用GnRH-a。此时由于内源性雌二醇和黄体酮水平较高,垂体处于生理抑制状态,此时给GnRH-a一般不会造成促性腺激素的短暂升高,但有时仍会使黄体期延长。因此,长方案是利用GnRH-a对垂体的短暂促进作用消失,垂体处于抑制状态后,完全用外源性促性腺激素刺激卵巢。一般认为,在月经来潮2~4d后即可开始使用促性腺激素(或血雌二醇测定证明卵巢处于抑制状态时),直到卵泡发育成熟使用HCG

日为止,HCG使用后34~36h取卵。使用GnRH-a长方案时,需适当增加促性腺激素的用量,每日用量为3~4支(每支75U),可多达每日6支。另外,为能完全有计划地安排取卵手术时间,可在用GnRH-a两周后的任何时间开始给予促性腺激素。GnRH-a长方案是目前IVF-ET中应用最多的促排卵方案,约占70%。

GnRH-a短方案:从月经周期第1~3天起使用GnRH-a,利用GnRH-a使垂体释放内源性促性腺激素的作用促进卵泡发育,使用2~3d后开始使用促性腺激素,注射HCG日停止使用GnRH-a。短方案可减少促性腺激素用量和使用时间,降低治疗费用。但偶尔GnRH-a对前一周期黄体起到唤醒或挽救的作用,黄体酮水平升高甚至形成黄体囊肿。这种情况需放弃本次周期治疗。

GnRH-a超短方案:GnRH-a开始时间与短方案相同,连续使用3d止,也有报道认为连续使用7d能更有效地抑制LH峰提前出现。

GnRH拮抗剂方案:不需要事先降调节,促排卵周期中卵泡发育到一定大小时应用GnRH拮抗剂抑制内源性LH峰,避免提前排卵。近10年来拮抗剂方案因简单方便易控,在IVF卵巢刺激方案中占到的比重越来越大。

(二)促排卵周期卵泡发育的监测

1.实时超声观察卵泡发育。超声观察在监测卵泡发育过程中起到重要作用,可同时观察卵泡的大小和数目,特别是阴道超声的使用大大方便了医生和患者,具有简单、直观、可靠等特点。从月经周期第8天左右开始每日或隔日观察一次,测定并记录发育卵泡的数目、直径以及子宫内膜的发育情况。在使用促性腺激素促排卵时,当2个以上卵泡直径达到16mm以上,可作为卵泡发育成熟的一项重要指标,此时子宫内膜厚度应在8mm以上。超声监测作为一种声像学检查,对其结果应当进行鉴别分析,可利用动态观察的办法鉴别小囊肿和发育中的卵泡,但有时小囊肿也随月经周期或受药物刺激而长大,必要时结合雌二醇水平进行鉴别,也可在卵泡早期或前一周期的黄体后期做一次超声检查,排除小囊肿存在。

2.血清雌二醇测定。血清雌二醇(E_2)水平取决于卵泡大小和发育卵泡的数目。随着卵泡发育,颗粒细胞产生的雌激素增加,当最大卵泡直径达18mm,且血清雌二醇水平达到平均每个卵泡直径15mm时为500pmol,要考虑注射HCG诱导排卵,E_2水平达3000mU/L以上,B超显示多个卵泡发育时,取卵后发生严重的卵巢过度刺激综合征风险增加,需要警惕,必要时可采取全胚胎冻存措施,避免发生迟发型中、重度卵巢过度刺激综合征。

五、取卵术和精子采集

(一)B超引导下穿刺抽吸卵泡取卵

超声引导下行经阴道取卵是指在阴道超声探头引导下经阴道穿刺抽吸卵泡取卵。目前阴道超声取卵已取代腹腔镜取卵成为最常用的取卵方式。取卵时,患者采取截石位,用生理盐水冲洗阴道或先用含碘溶液冲洗,然后再用生理盐水冲洗。有些情况下还可在取卵术前后用抗生素预防感染。

阴道取卵所使用的超声探头一般为高频阴道探头(7MHz),带有穿刺引导支架。穿刺针内径$120 \sim 140 \mu m$,穿刺针尖部锋利,且在靠近针尖部经过特别加工处理,超声下清晰可见此处回声增强。穿刺针沿着针导进入,抽吸卵泡负压$100 \sim 120 mmHg$,当针尖位置在卵泡中心且随着卵泡液吸出卵泡塌陷说明穿刺准确,旋转针头有助于彻底吸空卵泡,必要时可用培养液冲洗卵泡1次或2次。一个卵泡抽吸完毕后,穿刺针可继续向前穿刺邻近卵泡。每次取出穿刺针后都要用培养液抽吸冲洗穿刺针和管道系统,常有卵和凝血块存留其中。

超声引导下经阴道穿刺取卵具有简便、快捷,不用全身麻醉和并发症少等优点,但仍有可能发生出血,器官损伤(膀胱、肠管、髂血管等),以及术后感染等危险。因此在穿刺时必须肯定该结构是在卵巢轮廓之内,且从三维径线上看是球形结构。

卵巢和卵泡深藏于盆腔内,如何在排卵前将卵取出曾经困扰着这项技术的开展。当已经掌握了哺乳动物体外受精技术的Edwards教授遇到了妇科内镜技术专家Steptoe教授时,碰撞出的利用腹腔镜微创技术取卵的火花,成就了人类历史上的一个医学奇迹,第一例试管婴儿由此诞生。阴道B超引导下卵泡穿刺取卵术是目前最常用的取卵方式。取卵术前可使用镇痛剂或采用静脉麻醉让患者在无痛苦状态下结束穿刺取卵术。一般情况下穿刺两侧卵泡取卵可在约10min内完成,B超引导下卵泡穿刺取卵术简便易行、痛苦小、创伤小、易接受、可以多次进行等特点,对IVF技术的普及应用起到了有力的推动作用。

经阴道超声取卵可采用局麻和镇静剂或使用短效静脉麻醉剂,后者必须同时开放静脉直到取卵结束麻醉恢复后才能让患者离院。麻醉中要密切监测患者生命体征,尽量避免各种麻醉并发症的发生。所谓穿刺取卵手术,实为穿刺抽吸卵泡液,抽出的卵泡内容物送至IVF实验室,在实体显微镜下从卵泡液中收集卵冠丘复合物。取卵手术前,IVF实验室需要了解每一个患者并核对其详细资料,书写采卵记录单,在患者清醒时与患者核对夫妻双方姓名和女方出生年月日等。卵泡抽吸取卵时抽出的卵泡液为草黄色清亮液体,当混合少量血液时变为红色,其中悬浮一些细胞团块或有透明状黏液。将卵泡液倒入圆皿中,肉眼可辨认直径3~5mm的透明状黏液团,其中针尖大小的白点即为卵冠丘复合物(OCCC)。如肉眼未发现OCCC,需要在低倍显微镜下仔细辨认和寻找。由于卵母细胞很容易受到温度、pH以及渗透压等变化的影响,受外界环境的变化损伤卵母细胞将呈现出受精障碍或影响受精后胚胎的活力,因此需要快速地将采集到的OCCC转移至预先准备好的培养皿中,置于5%或6%的CO_2培养箱培养。

卵母细胞的质量可以通过颗粒细胞、卵丘放射冠形态以及卵子的形态等方面来评估。倒置镜下还可以观察到不同时期卵子的特点。GV期卵母细胞胞质内可见生殖泡,GV期的卵子不具备受精能力。MⅠ期卵子生殖泡消失,但没有排出第一极体,MⅠ期卵子如能体外成熟,可以受精。MⅡ期卵子是卵子的成熟时期,镜下可见第一极体,此期卵子受精率高。

(二)精子采集

女方取卵同时或取卵后2h内安排男方取精,取精前应该需禁欲3~5d。取卵日男方手淫方式取精,精液放入"无菌无毒"的专用取精杯中。取出的精液立即传入相应的精子实验室,实验室人员要认真核对夫妇姓名后接受标本和进行精子分离处理。处理前精液在室温下要液化30min后进行处理精液。处理精液的目的是去除精浆,集中活动的精子并使之获能。常用的精液处理方法有上游法和密度梯度离心法。

处理后的精子调整好密度后,以每个卵子对应10万~50万条精子的比例进行受精。对于少弱精症患者或手术获取精子的患者需要通过ICSI技术实施受精过程。

正常精液在分离后可得到数百万或千万个以上活精子,可用于实施常规体外受精。严重少弱精患者分离出的活动精子少,需要通过卵母细胞胞质内

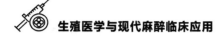

单精子注射辅助受精。

(三)手术取精

对于阻塞性无精子症,或严重生精障碍可从睾丸曲细精管中分离出精子的患者,借助经皮睾丸穿刺或附睾穿刺法取精,抽出的附睾液或睾丸组织在实验室进行处理,分离出精子。睾丸或附睾中得到的精子一般不足以进行常规受精,需借助卵母细胞胞质内单精子注射受精。

六、体外受精和胚胎评估

将取到的卵泡液注入培养皿,肉眼快速辨认含卵细胞及其外周的透明带、放射冠的卵冠丘复合物。在解剖镜下确认有卵细胞存在后,转移至培养皿中,培养皿内已预置受精培养液并在 CO_2 培养箱平衡过夜,找到的卵在 CO_2 培养箱中培养 $4\sim6h$,按每 $1mL$ 受精培养液含有 10 万左右活动精子的浓度进行受精,经过用培养液洗涤离心上游等过程分离出的精子是已经被诱导完成获能过程的精子,在分离出的精子数量和质量符合常规受精标准时,采取精子和卵混合培养的受精方式,这种方式受精更符合生理状态下精子和卵自然选择的过程。当男方为严重少弱畸精子症患者,或者是手术获取的睾丸或附睾精子时,需要采取卵母细胞胞质内单精子注射辅助受精。另外,当精液精子分离不满意或有过常规受精失败史的夫妇,也可选择单精子注射受精的方式。

体外受精后 $16\sim18h$ 观察有无原核形成,并更换卵裂期培养液。对于常规受精的卵子需要吹打去除颗粒细胞才能观察到原核。正常受精可以看见卵子中有两个相同大小的圆形结构,即雌雄原核。同时还可以在卵周隙观察到第二极体。近年来有学者利用原核评分评估胚胎发育潜能。在观察受精时,通常会遇见无原核出现或仅见单个原核出现的情况,甚至有时还会有多个原核出现的情况。无原核出现或出现单原核的情况不一定意味着受精失败,有可能为孤雌激活、延迟受精或者是雌雄原核出现不同步等情况。多精子受精后可以观察到 3 个或 3 个以上原核,这样的胚胎不能用于移植。

目前胚胎的选择仍然以形态学评估应用最为广泛。形态学特征对胚胎质量的评价见表2-1。

表2-1　体外受精人早期胚胎质量评价

分级	形态特征	细胞碎片
1	分裂球大小均等,透亮	无
2	分裂球大小不均	<10%
3	分裂球大小不均	10%~50%
4	分裂球大小不均	>50%

体外受精后胚胎在第5天时发育到囊胚期,随着体外培养体系的完善,特别是专供囊胚培养的培养液的使用,囊胚培养和移植受到推崇,囊胚移植有利于进一步行胚胎选择。如果有优质囊胚形成,囊胚移植可得到更好的临床妊娠率,选择性单囊胚移植更能够在最大限度减少多胎的情况下,保持较满意的临床妊娠率。

七、胚胎移植(ET)

取卵后第2~3天卵裂球期胚胎和第5~6天的囊胚期胚胎都可进行胚胎移植。囊胚移植比较符合自然受精胚胎进入子宫的时间,且在现有体外培养条件下,能发育至囊胚说明胚胎具有生命力,移植成功率高。一次移植的胚胎数以2枚或3枚为宜。我国相关规定,35岁以下患者,第一次接受IVF-ET治疗时移植2个胚胎,年龄大或反复不成功的病例,最多移植3个胚胎。增加胚胎移植数,妊娠率虽略有增加,但多胎率却会随之显著增加。为减少多胎妊娠带来的危害,推荐选择性单囊胚移植,有较高的妊娠率,又可以降低多胎率。

在早期胚胎发育过程中,透明带逐渐变薄;扩张的囊胚使得透明带进一步变薄,进而突破透明带,囊胚孵出,然后完成着床过程。透明带结构或者功能异常时,均会影响卵子受精和胚胎发育以及着床等过程。这种情况下可在胚胎移植前借助透明带打孔或削薄等辅助孵化技术帮助胚胎孵出和着床。辅助孵化技术是否能帮助胚胎孵出,仍存争议,应严格把握辅助孵化适应证。较为公认的适应证有:高龄患者(40岁以上)、透明带增厚、数次胚胎移植未妊娠(3次以上)的患者等。

胚胎移植是用专用移植管装载要移植的胚胎,经阴道从宫颈口送入子宫内的过程,提高移植者的熟练度和技巧有助于获得更好的临床结局,移植管进入子宫腔后释放胚胎的位置应在距宫底部10~15mm处,B超引导下移植也许有助于更准确地观察移植位置。

IVF的成功应是获得单胎妊娠并分娩。胚胎能否着床取决于胚胎质量及子宫内膜的容受性。胚胎移植的目的是将胚胎安全的运送到子宫腔内。胚胎移植前,移植医师和实验室人员以及护士都要认真核对夫妇姓名,避免因疏忽导致的严重错误。

将移植后剩余的分裂球期胚胎或者囊胚期可移植胚胎要进行冷冻保存,冻存胚胎的常用方法有程序冷冻和玻璃化冷冻,保存在液氮中。

八、黄体支持和妊娠随访

(一)黄体支持

由于控制性促排卵抑制内源性LH分泌,抽吸取卵术时又将一定数量的卵泡颗粒细胞带出,以及多个卵泡发育引起的雌孕激素比值不合理等,在IVF-ET后一般都采用添加黄体酮的方法进行黄体支持目前可供选择的黄体酮制剂有肌内注射黄体酮,阴道内使用的黄体酮凝胶或胶丸,口服黄体酮片等,使用剂量为肌内注射黄体酮60mg/d,或雪诺酮凝胶90mg/d。黄体支持从取卵日开始,取卵术后当日即使用黄体酮,若该周期移植后未怀孕,在移植后2周经过血HCG测定为阴性时可以停药,如诊断怀孕后最好要用至移植后8~10周,无出血、腹痛等,应逐渐减量至停用。

(二)妊娠随访

IVF-ET术后随访包括几个方面,首先是妊娠随访,在移植后12~14d抽血查血中HCG水平,能诊断妊娠则要继续用药1~2周后复查HCG,此时HCG又一次呈现数倍甚至数十倍上升,移植后4周以上B超上可看到宫内正常发育的胚胎的原始胎心管搏动,诊断为活胎宫内妊娠。在中孕期,最好还有一次随访,了解妊娠进展情况,分娩后随访要了解分娩孕周、新生儿出生体重、身长、有无畸形等,对于孩子出生后健康状态、智力、体能、身体发育等都应该是IVF-ET后出生婴儿的长期观察随访项目。

临床妊娠率或分娩率是目前评估IVF-ET技术实施后是否获得疗效的最重要的指标。但是,因IVF-FT后是否能够获得生育子女机会在很大程度上受女方年龄,生育力储备等因素的影响。治疗后的妊娠率在年轻的预后好的病例中可期待40%~50%的活婴率。而在年龄大、不孕原因复杂、卵巢储备差以及存在子宫容受性差等问题的病例,虽经过严格的调整治疗,临床妊娠率和获得活婴的机会仍然很低。虽然已经有很大的提高,但总体来说,目前IVF-ET治疗后的活婴分娩率为25%~35%。IVF-ET后怀孕的病例中自然流产发生率在10%左右,而且宫外孕的风险较大,特别是容易存在宫内宫外合并妊娠或宫外多部位妊娠等复杂情况,在妊娠随访检查中,要特别谨慎。多胎妊娠是IVF-ET后又一妊娠高危因素,鉴于多胎妊娠带给母婴的多重危险,生殖领域近年来越来越多的主张进行选择性单胚胎移植。

九、人类生育力的冷冻保存

随着生殖技术的不断发展,配子和胚胎的低温保存技术已经成为IVF-ET领域中常规技术之一。

(一)人类胚胎冷冻保存和复苏技术

IVF治疗过程中,由于应用了促排卵药物,在一个周期内可以获得数个卵母细胞,受精后可以获得数个胚胎;一次移植可以使用2枚或3枚胚胎,那么将剩余的胚胎冻存,可以最大程度保护患者的利益。

随着囊胚培养技术逐渐成熟,囊胚冷冻近年来发展迅速。

(二)人类配子及性腺组织体外保存(生殖储备)技术

精子冷冻包括精液精子冷冻、睾丸或附睾精子冷冻、睾丸组织冷冻等。精液精子冷冻技术简单稳定,对于一些无精症患者来说,在手术活检睾丸或附睾诊断是否有生精功能的同时,可以将存在精子患者的组织或精子冷冻,待日后IVF治疗时使用;这样既减轻了患者的痛苦,又提高了这些患者的精子利用率。另外,对于一些年轻的恶性肿瘤患者在放化疗前冻存精液,可以保存其生育力。

卵子冻融技术是近年来生殖领域研究的热点。虽然胚胎冻融技术已经十分成熟,但是一些特殊的情况,如取卵日无法获得精子、宗教信仰问题、卵子库建立等均需要冻存卵子。卵子是人类最大的细胞,冻存过程中容易形成冰晶导致细胞损伤致使复苏率降低。目前针对卵子的冻存主要应用玻璃化冻存技术冻存MⅡ期卵母细胞。卵子在冻存前需要剥除颗粒细胞。

随着肿瘤治疗的进展,许多恶性肿瘤患者生存期得到了大幅度的提高。但是在恶性肿瘤治疗的过程中,放、化疗都不可避免地会损伤性腺组织。对于男性患者来说,可以冻存精液保存其生育力,对于年轻女性肿瘤患者来说,除

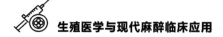

了可以保存卵子、胚胎,还可以冻存卵巢组织。由于冻存卵巢组织比冻存配子或胚胎复杂得多,因而目前临床上尚未广泛开展。

第三节 体外受精-胚胎移植的衍生技术

一、卵母细胞胞质内单精子注射(ICSI)

(一)概述

为了提高IVF受精率以及改善男性因素的体外受精的结局,人们尝试多种改进的体外受精的方法,如方便精子穿透卵子透明带,到达质膜与卵子结合,采取透明带开孔(ZD)、部分透明带切除(PZD)、透明带下授精(SUZI),但这些方法并未能改善卵子的正常受精率、妊娠结局。ICSI越过了自然受精时精卵的识别和结合步骤,以一种侵入性方式将精子注入卵子内。

ICSI技术受精缺少精子的穿透与精卵的自然融合,而是以一种侵入性操作将精子注入卵子,由此引起的卵母细胞激活也有别于IVF受精,其产生的Ca^{2+}振荡的强度和持续时间和IVF受精卵母细胞的激活存在差异。最初有研究者认为,ICSI操作过程中回抽胞质,可激发胞质内钙离子的流动,形成Ca^{2+}振荡,激活卵母细胞,后有人证明,强烈回抽胞质可引起Ca^{2+}振荡,但其强度和持续时间不足以激活卵母细胞。卵母细胞的激活依赖于精子来源的卵母细胞激活因子,对活化因子到底是什么生物化学物质,目前没有完全的结论。文献报道大部分人认为可能是磷酸酯酶(PLC-ξ)。PLC-ξ分布于精子顶体后区的核周鞘,位于顶体赤道段的质膜下。

不孕夫妇中近30%源于男性因素不孕,ICSI技术的应用,为男性因素不育患者提供了获得子代的机会。对于少弱畸精症以及梗阻性无精症患者的受精率显著提高,可以获得同IVF相近的妊娠率。但人们对ICSI技术安全性的担忧从未停止过,主要考虑率是ICSI违背了自然受精的精卵结合的受精过程,以及ICSI作为一种侵入性操作,人为地选择精子对精子的质量的筛选存在一定的盲目性。有研究认为ICSI的出生缺陷风险增加,但这可能是精子原因导致,而非ICSI技术操作本身引起,因为ICSI助孕的患者中部分是严重少、弱、畸精,这些患者的精子自身可能存在某些缺陷,从而增加了后代出生缺陷的风险。

(二)卵母细胞胞质内单精子显微注射的适应证和禁忌证

1.ICSI适应证。具体内容包括:①严重的少、弱、畸精症;②不可逆的梗阻性无精症;③生精功能障碍(排除遗传疾病缺陷所致);④免疫性不育;⑤既往常规IVF受精失败;⑥精子无顶体或顶体功能异常;⑦需行植入前胚胎遗传学检查。

2.ICSI禁忌证。具体内容包括:①男女一方患有严重的精神疾患、泌尿生殖系统急性感染、性传播疾病;②患有《母婴保健法》规定的不宜生育的、目前无法进行胚胎植入前遗传学诊断的遗传性疾病;③任何一方具有吸毒等严重不良嗜好;④任何一方接触致畸量射线、毒物、药物并处于作用期;⑤女方子宫不具备妊娠功能或有严重躯体疾病不能承受妊娠。

(三)卵母细胞胞质内单精子显微注射的基本步骤

1.仪器设备。

显微镜:倒置显微镜、显微操作仪、立体显微镜。

如果需要自制注射针和固定针(持卵针),需要特定的制针设备,如拉针仪、煅针仪、磨针仪。

2.耗材及试剂。

(1)耗材:培养皿、巴氏德吸管、移液管、移液器、显微操作针(持卵针、注射针)。

(2)试剂:矿物油、HSA或SPS、含HEPES或MOPS的缓冲培养基、透明质酸酶、PVP、胚胎培养液。

3.ICSI操作前的准备。

(1)卵子的准备:操作前,采用透明质酸酶溶液(80U/mL)去除卵母细胞外围卵丘颗粒细胞,去除程度以能够看清卵胞质形态和第一极体而不影响显微注射为宜。镜下辨别卵母细胞成熟度。挑出成熟卵(MⅡ)待ICSI受精。

(2)精子的准备:①少弱精者精液可用密度梯度离心法处理,严重少弱精者可将液化后的精液采用微量密度梯度离心法或直接对精液原液离心处理。②行附睾穿刺抽吸取精时,应在注射针筒中预先吸入1mL培养液,抽吸附睾液后,连同1mL培养液注入培养皿中,一方面,这样防止少量的附睾液粘在穿刺针筒中损失掉;另一方面,也便于观察抽吸液中精子的浓度,但这样又稀释抽吸液,因此常需离心(1000rpm×10min)后使用,若其中活动精子计数较高,如每个高倍镜下多于10条精子也可直接使用。③用睾丸精子ICSI时,先将曲细精管用两张玻片或两支针撕碎,再将此混悬液吸入离心管中,静置培养箱孵育一段时间,直到用前,反复吹打混匀,再静置数分钟,待大块组织沉淀后,将上层液体离心(1000rpm×10min)后使用。

(3)ICSI操作皿的准备:①取Falcon1006培养皿1个,吸适量PVP,在皿中做出3个10μL微滴,两侧做出条形微滴,条形微滴下端加少量的精子悬液,以让精子自由游动至上端。如是严重少弱精或是睾丸/附睾精子,不用制作条形PVP微滴,直接将精子悬液制作条形微滴即可。②在PVP的上方做3~6个10μL、含5%HSA的缓冲培养基微滴,用已经平衡的矿物油覆盖后置于37℃培养箱内备用。尽可能缩短制作操作皿的时间,因为微滴体积较小,极易因挥发而改变液体的渗透压。

(4)安装、调节显微注射系统:①打开显微镜、显微操作系统及载物台热板;确保所有操作控制都恢复至原有的可控操作内,可以平稳地、舒适地开展操作。②安装显微固定针和注射针。如是液体介质控制的系统,应避免注射针管道系统中有气泡,因气泡将影响到显微注射的准确性。调节注射装置,以使其可灵活地控制抽吸。③4倍物镜下下调固定针与注射针,依次调节其角度与位置,使两者针头相对并与载物台平行,前后左右移动操作针,10倍、20倍物镜下检查所装操作针的移动范围。

(5)ICSI显微操作:①将已选好的MⅡ卵转入ICSI操作皿的缓冲培养基微滴中。②将盛有卵子的操作皿放置于调好的显微操作仪的热台上;在低倍镜下调节显微镜焦距使操作皿内微滴的边缘清晰可见。③将注射针降入ICSI操作皿的圆形PVP微滴,调节显微镜使注射针清晰可见,同时吸入少量PVP进入注射针;将注射针移入含有精子的条形PVP微滴中,选择精子并将选择的精子吸入注射针,转入圆形PVP微滴,将精子放置于操作皿底部。④制动。用注射针在精子尾部的中段或下段轻压,迅速回拉注射针,划过精子,使精子制动;或在压住精子后,保持注射针的高度不变,左右移动注射针使精子制动,在移动注射针的过程中可以观察到精子尾部轻微的转动。不要用力过猛或反复多次制动,否则精子会黏附在培养皿底部使吸取精子困难,如是发生此类情况,应放弃该精子,重新选择精子并制动。制动过中精子尾部膜破裂被认为有利于卵子的激活。⑤通常是从精子尾部吸入被制动的精子,也可以根据习惯从头部吸入(也可以省去步骤⑤⑥,直接在含有精子的条形 PVP 微滴中制动精子)。⑥降下固定针至微滴中,并轻拨动卵子,使第一极体位于6点或12点处,固定卵子。调节显微操作针和卵膜至同一水平面,将注射针中的精子推至针尖处,注射针从卵子3点钟处穿入透明带并继续进针,至中心或越过中心位置。由于卵膜的弹性,进针处卵膜出现漏斗状,但卵膜仍未破裂,此时仍不能注射精子,需轻微回吸注射针以确认膜破裂。一旦刺破卵膜可见到胞质和精子的一个快速反流的过程或可见卵膜回弹现象,之后将精子注入卵子胞质内,尽量减少进入卵子中的 PVP 液。⑦退出注射针,将注射后的卵子在受精和卵裂培养基中洗涤数次,移入卵裂培养基中继续培养。⑧注射后卵子的培养。将 ICSI 后的卵子于卵裂培养基中培养16~18h后,在倒置显微镜下检查原核数目及形态。出现两个原核、同时卵周隙可见两个极体被视为正常受精。胚胎培养、观察及移植同IVF。

(四)ICSI 的临床结果

ICSI 可以显著提高由男性因素导致不孕患者的受精率和妊娠结局,但Nangia 等在对2004~2008年多中心数据分析结果显示:对于非男性因素、仅输卵管结扎患者中实施 ICSI,降低临床妊娠率和活产率但也有人认为 ICSI 并不降低妊娠率。ICSI 可用于补救 IVF 受精失败的卵母细胞,称之为"补救 ICSI"或"late ICSI",此类补救一般在受精后的第2天执行,其受精率可达50%以上,但由于卵母细胞老化,获得的胚胎质量以及移植后的妊娠结局都很差。目前,很多中心采取"早期补救 ICSI",即取卵当日以受精后的卵母细胞排出第二极体来尽早对受精与否进行判断,以便对 IVF 失败的卵母细胞尽快行 ICSI。早期补救 ICSI 可以获得和 ICSI 相近的受精率和妊娠率。

(五)ICSI 的安全性问题

由于 ICSI 违背了自然受精过程,且是一种侵入性的操作,人们对 ICSI 的安全性问题的担忧一直没有停止过。ICSI 不像 IVF 技术那样在广泛应用到人类之前有多年的动物实验研究,ICSI 技术因临床迫切需要而被迅速传播;ICSI 技术失去了精卵结合过程中对精子的自然筛选,人为选择的精子在质量上存在极大的盲目性,此外 ICSI 操作可能造成卵母细胞的机械损伤,无论 ICSI 过程中使用的 PVP 是卵母细胞本没有的物质,注入的 PVP 去向以及其长期的影响都是令人担忧的问题。现已有 ICSI 技术使 Y 染色体上的与精子发生相关的基因缺陷及其他遗传问题传给男性子代的案例。结合胚胎植入前遗传学诊断技术,选择性生女孩,可以避免遗传缺陷后代的出生。

目前,对ICSI安全性研究的报道并不一致,有的结果显示,ICSI技术并不会增加婴儿先天性畸形的发生率,也有一些调查发现,ICSI后代染色体异常的发生率要高于正常生育的婴儿,出生缺陷的发生率也较IVF高。最新的一篇文献研究显示,ICSI出生缺陷为9.9%,高于IVF的7.2%和自然妊娠的5.8%,在经过多变量校正后分析,ICSI仍存在出生缺陷增加的风险。这是令人担忧的结局。流行病学调查研究发现,5~12岁ICSI子代的认知能力,运动能力、社会心理发育以及儿童头围、身高、体重与自然妊娠方面无统计学差异,但ICSI远期的影响仍不明确。受精后早期,钙离子信号和酶的活性调节表观遗传修饰,ICSI是否引起异常表观遗传进而导致后期成年疾病或癌症发生率增加?这些都需要进一步的观察和研究,毕竟第一例ICSI后代才20岁。

二、人工辅助孵化(AH)

(一)概述

人卵透明带由4种糖蛋白(ZP1、ZP2、ZP3、ZP4)组成。透明带在受精过程中精卵的结合以及阻止多精受精方面起重要作用,作为一个保护屏障,使胚胎免受母体免疫系统的影响,保持卵母细胞和早期胚胎的完整性,并影响胚胎内外轴线的校准和第一次卵裂平面。发育到囊胚阶段,胚胎必须从透明带中孵化出来,滋养层细胞才能与子宫内膜细胞相互作用,完成胚胎的种植。胚胎种植过程十分复杂,包括囊胚的孵出、囊胚在子宫内膜的定位、黏附、侵入等环节。胚胎种植的必要条件是囊胚成功脱出透明带,子宫内膜容受性建立,以及胚胎和子宫内膜发展的同步化。

胚胎孵化是一个复杂过程,当胚胎发育到第5~7天时,细胞数明显增加,同时形成巨大的囊胚腔,导致透明带内部压力增加,透明带变得越来越薄,随着囊胚腔的不断收缩—扩张直至透明带最后破裂,胚胎从破裂的透明带中孵化出来,囊胚的扩张不仅对孵化过程起到很大作用,同时增加了与子宫内膜的接触面积,这对于种植也非常重要。也有人认为,胚胎自身或是宫腔内分泌的溶解酶及宫腔pH的作用使透明带部分被消化,使透明带破裂从而使得胚胎从中孵化出来。

Cohen等1990年首次报道了辅助孵化在人胚胎中的应用,但到目前为止,对辅助孵化的作用仍存在争议,较多文献报道,辅助孵化可以提供部分患者胚胎的妊娠率和种植率,也有文献报道辅助孵化后胚胎的着床率、妊娠率无明显差异。最新的荟萃分析发现,与非辅助孵化组相比,辅助孵化可以提高临床妊娠率和种植率,但对继续妊娠率和活胎出生率没有显著提高,可能是因为报道出生率的研究样本量限制,不足以检验出出生率的差异性。目前仍缺少有良好设计的、前瞻性的、多中心的大样本量的研究来证实辅助孵化的有效性。

(二)辅助孵化的意义

在对鼠胚的体外培养研究中发现鼠胚的透明带可能因加固或增厚,引起囊胚的孵出困难。促排卵的药物及体外培养的胚胎缺乏输卵管中各种化学因子的作用也可能致使透明带增厚。胚胎在子宫接受期间不能成功的孵出可能是反复种植失败的一个原因。接受IVF-ET治疗过程中,卵子/胚胎长时间的暴露于体外培养基中,尤其在高龄、基础FSH值升高的妇女,胚胎的透明带变硬、弹性变小,从而影响囊胚的扩张和透明带破裂导致孵出困难。

辅助孵化简单说就是人为地在透明带上开孔或是切口,或是将透明带薄化,以利于囊胚的孵出。这一操作可以采用机械法或化学方法(酸化、酶化法)或激光法进行。对于特定的患者,辅助孵化可以降低囊胚扩张和孵出消耗能量的阈值,使其更早地孵出,有助于初期的胚胎-子宫内膜信息交流的建立。采用HCG产物作为标记,有学者发现孵出的胚胎比未孵出的胚胎发生种植的时间要早一天,辅助孵化可能有助于那些孵出滞后或是孵出困难的胚胎建立种植,尽早建立子宫内膜的交流及其同步化。

(三)辅助孵化的指征

作为一种对胚胎透明带的侵入性操作,辅助孵化违背了胚胎自然孵出的机制,是否存在潜在的不利因素仍是关注的焦点。研究认为,辅助孵化可能增加单卵双胎的概率。IVF-ET治疗出现多胎率是自然妊娠的2.25倍。对IVF-ET中单卵双胎增加的其中一个推测是孵出时由于透明带过厚、过硬或辅助孵化导致透明带将ICM分成两个。现有的文献资料不足以支持将辅助孵化作为一种常规技术应用于所有的IVF治疗周期,辅助孵化的使用应有相应的适应证,可能对预后较差患者有用,包括两次以上IVF治疗失败、胚胎的质量较差、高龄。接受辅助孵化的患者应该对辅助孵化可能存在的危害以及有效性有良好的知情。

辅助孵化的适应证包括以下几个方面。

1.FSH基础水平升高(月经第3天FSH＞15mU/mL)。FSH基础水平升高常提示卵巢功能较差,卵子的透明带可能出现异常,需辅助孵化。

2.IVF治疗史。有IVF治疗失败史,在排除子宫内膜、胚胎质量等明显影响其植入的因素后,在再次IVF时应做辅助孵化,因为囊胚不能孵出可能是植入失败的原因。

3.女方高龄(≥37岁)。随着女方年龄的增大,卵子的质量也较差,胚胎透明带常会变硬,失去正常的弹性,有资料显示高龄不孕者的低妊娠率与透明带变硬有关。

4.透明带异常。当出现胚胎透明带异常,如形态不规则,呈椭圆形,或透明带着色深,在Hoffman系统观察下透明带颜色呈深棕色,或透明带厚度＞15μm,均提示透明带变硬,或有某种功能上的缺陷。

5.冷冻胚胎。胚胎在经过冷冻和解冻以后,透明带可能会变得坚硬,失去弹性,导致孵出困难,辅助孵化有利于胚胎的孵出。较多的文献报道,对冷冻-复苏胚胎进行辅助孵化可以提高胚胎的妊娠率和种植率。但也有文献报道辅助孵化并不能改善冷冻—复苏胚胎的临床结局,Valojerdi等报道,对玻璃化冷冻的细胞期胚胎激光法辅助孵化降低胚胎的妊娠率和种植率。

(四)辅助孵化的方法

1.机械法/透明带部分切割法。机械法/透明带部分切割(PZD)进行辅助孵化,将胚胎固定于Holding针上,穿刺针由胚胎的1点位置进针,11点出针,进针点选择在透明带下两卵裂球间隙处。移动穿刺针,使穿刺针上的部分透明带与固定针反复摩擦,直到透明带上产生一个切口有研究发现,狭窄的裂隙在囊胚孵出时易发生挤压或嵌顿,造成孵化困难,随后这一技术被改进,在透明带上做十字形切口,称为三维PZD。机械法辅助孵化的特点:机械法辅助孵化不需要特定的仪器,避免了胚胎体外培养环境的化学变化,但操作相对复杂,需要娴熟的技巧。

2.酸化法。酸化法辅助孵化需将穿刺针换为喷酸针,在接触卵裂球间隙处透明带处喷出5～15μL的泰诺酸,可在透明带上产生一个直径20～30μm的缺口,或将透明带局部减薄。酸化法特点:酸化法辅助孵化操作比较简单,不需要特殊的仪器设备,是目前生殖医学中心常采用的方法。其缺点是Tyrode酸可能因改变胚胎体外培养环境的pH而影响胚胎发育。

3.酶消化法。酶消化法对透明带的溶解程度较Tyrode酸化法弱很多,因此只有将待移植的4~8细胞胚胎完全浸入含0.5%的链酶蛋白酶培养液中消化25~30s,当体外观察到透明带肉眼察觉变薄时,即要迅速地将处理后胚胎转到体外操作液中冲洗4遍或5遍,再转入序贯培养基中。放置1~2h再行移植。酶消化法的特点:需将胚胎在含有消化酶的培养基中培养1日,因可能影响胚胎体外培养环境,目前已很少使用。

4.激光法。激光具有激光能量高、作用范围小的特点,可迅速将透明带溶解。操作时将准备移植的胚胎全部转移到一个体外操作皿的微滴中,在低倍镜下寻找需要辅助孵化的胚胎。将物镜转到专用激光物镜下,打开激光发射器的锁定水平位,调节激光发射时间,选择胚胎透明带间隙较大或碎片较多处作为孵化部位,点击发射键完成辅助孵化过程。激光法的特点:适用于从2PN到囊胚的任何发育期的胚胎,操作简单、方便,操作时间短。但需要专门的激光仪,价格昂贵。激光法辅助孵化胚胎的局部具有炭化作用,其对胚胎体外发育及胚胎孵出的影响尚未得到证实。

Hsieh等的临床研究表明,激光法在提高高龄妇女妊娠率上优于化学法,而Balaban等则认为采用机械法、酸化法、激光法和酶消化法对胚胎种植率和临床妊娠率没有显著影响;辅助孵化时是薄化透明带还是在透明带打孔,以及孔径的大小都会影响辅助孵化的效率,透明带开口的大小影响卵裂期冷冻胚胎的妊娠结局。Fang等通过向解冻的D3胚胎透明带内注射培养基液体(HTF-HEPES),采用流体静压力帮助胚胎孵出,获得较好的临床妊娠率和种植率。尽管各种方法的文献都有很多报道,但由于激光法操作简便,胚胎暴露于体外的时间较少,被认为相对安全,目前被广泛使用。但也有学者认为激光法的热效应会影响胚胎的发育。

三、胚胎的冷冻与复苏

(一)概述

在人类体外受精与胚胎移植(IVF-ET)治疗中,使用外源性激素进行控制性超排卵,往往获得数个至数十个卵子,受精后获得多于移植所需的胚胎,将近一半的IVF周期会有剩余胚胎。将这部分胚胎冷冻保存起来,以后放回宫腔,可增加累积妊娠的概率。胚胎的冷冻保存技术是指采用慢速或是快速的降温方法,将胚胎低温冷冻,然后置于-196℃液氮中低温保存。冷冻保存的胚胎已经完全停止代谢,需要时可以采用适当的复温方法将其解冻,将解冻的胚胎移回母体,以期获得妊娠。

人类第一例冷冻胚胎解冻后移植获得妊娠的报道是1983年,此后,人类胚胎冷冻保存技术迅速发展并广泛的应用于临床,成为IVF治疗的一个重要组成部分。第一例冷冻胚胎妊娠来自慢速冷冻技术,经过近30年临床应用和研究,慢速冷冻技术已相当成熟。近年来玻璃化冷冻技术在IVF中应用研究已是热点之一,尤其是玻璃化冷冻技术在囊胚期胚胎的冷冻中的应用,可获得较好的临床结局。

(二)胚胎冷冻保存的意义

冷冻胚胎保存的最大意义是增加IVF治疗的累积成功率。此外,IVF治疗中胚胎冷冻技术还可以用于:发生严重的卵巢过度刺激,为避免进一步加重刺激,可将胚胎冻存留待以后移植;如果移植日B超发现子宫内膜太薄,不适宜移植,可将胚胎冻存;有助于接受捐卵患者的治疗,如在某种特殊的情况下协调受卵者的周期同步于胚胎移植;或是为捐卵者进行传染性或遗传性疾病的筛查和复查提供足够的时间;移植时患者生病,如发热性疾病或是插管入宫腔非常困难者;做植入前遗传学诊断后等待结果时。胚胎在原核期、卵裂期和囊胚期均可进行冷冻保存。

(三)冷冻损伤与冷冻保护剂

冷冻保存的重要目标是胚胎经过降温冷冻和复温之后,胚胎仍能保持其原有的生物活性。在冷冻、复苏过程中,胚胎经历着一系列的温度变化:从生理温度降至非生理状态的超低温,随后又从超低温复温至生理状态的温度。这一系列的变化严峻的挑战着胚胎的继续发育的潜力和存活力。

1.冷冻对细胞的损伤。储存温度过低本身并不会导致胚胎细胞发生损伤,但是,由于活体细胞内存在众多细胞器,在冷冻和复苏过程中,由于细胞内的冰晶形成、渗透性损伤、渗透性休克以及在降温复温过程中出现的大幅度温度变化或波动,可能会严重影响到胚胎的存活以及生物活性,甚至导致胚胎死亡,这些损伤统称为冷冻损伤,从发生机制来看,包括物理性的损伤和化学性损伤。冷冻对细胞的损伤主要有以下几个方面。

(1)在外界机械物理刺激下诱发冰晶形成的温度称为冰点。当外界温度达到冰点时,首先在细胞外液形成冰晶,细胞外水溶液渗透压的提高,会对细胞造成一定的损伤。为了减少细胞内冰晶损害,通常采用较高浓度的细胞外溶液,在缓慢降温过程中,随着温度的不断下降,溶液中的水逐渐冻形成冰晶,溶液中的水分减少,溶质浓缩,渗透压升高,致使胚胎内的细胞暴露于渗透压越来越高的环境中,而且随着细胞外离子浓度、渗透压的增高,溶液的其他一些物理化学参数如气体溶解度、黏滞度和pH等也会发生改变,偏离细胞通常的生理环境,这些情况的改变将加重细胞的受损程度。

(2)冷冻时如果降温速度过慢,细胞脱水收缩引起细胞内原生质和细胞器的变化,从而造成不可逆的损伤。

(3)当温度下降过快时,细胞外溶液形成大量的冰晶,细胞内水分来不及渗出,细胞内形成冰晶。冰晶越大,造成的损伤也越大。大的冰晶会损伤细胞膜以及其他的细胞器的膜性结构,并挤压细胞内部的各种细胞器和细胞骨架,造成致命性伤害,甚至导致细胞死亡。

(4)由于从液态变为固态,细胞质膨胀率、收缩率不同从而形成断面,造成细胞质破裂或损伤。

(5)在复温时洗脱冷冻保护剂时,由于经冷冻后细胞膜的渗透率的变化,造成渗透性损伤。

2.冷冻保护剂。冷冻保护剂是一类可在冷冻过程中用来保护细胞,抵抗冷冻损伤的化合物。冷冻保护剂既是脱水剂,帮助细胞最大限度地脱水,以防细胞内冰晶的形成,又是渗透性压力的缓冲剂,保护细胞在冷冻过程中不受渗透性损伤的危害。冷冻保护剂从生物化学特性上分为渗透性冷冻保护剂、非渗透性冷冻保护剂和其他冷冻保护剂。

(1)渗透性冷冻保护剂:又称细胞内冷冻保护剂,是一种能渗透入细胞的小分子化合物,在冷冻过程中可以较快速的进入细胞内,降低细胞内外之间渗透压的差异,减缓细胞内水分渗出造成的细胞体积皱缩的程度和速度,并且能够减少冰晶的形成。这类冷冻保护剂从化学的角度分,可分为二甲亚砜(DMSO)和醇类(乙二醇、丙二醇和甘油)。这些有机物的共同特性是:①具有良好的水溶性;②相对分子质量小;③能自由穿越细胞膜,迅速渗透入细胞内;

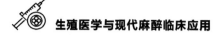

④这些化合物细胞毒性弱。需要警惕的是几乎所有渗透性冷冻保护剂均为易燃液体,保存注意防火。

（2）非渗透性冷冻保护剂:又名细胞外冷冻保护剂,指的是在冷冻复苏过程中不能渗透入细胞膜内的大分子化学物质。它能增加细胞外溶液的渗透压,起到非特异性保护作用,使细胞在冷冻程序以前脱水。慢速冷冻时,它可以降低细胞外溶液的溶质浓度,减少了阳离子进入细胞的数量;快速冷冻时,由于细胞内水分已经部分渗出,减少了细胞内冰晶的形成。目前常用的非渗透性冷冻保护剂有蔗糖、葡萄糖、果糖和麦芽糖等。

（四）常用冷冻方法

1.慢速冷冻法。又称平衡冷冻法或程序冷冻法。将胚胎放入含有一定浓度冷冻保护剂的冷冻液中处理后,慢速降温（0.2～2.0℃/min）至一个较低的温度（−80℃～−35℃）。在降温过程中胚胎会继续脱水。慢速冷冻需要昂贵的冷冻仪。慢速冷冻技术已临床应用多年,技术成熟、稳定,广泛地应用于IVF中原核期到囊胚期胚胎的冷冻保存。复温通常采用较快的升温速度,升温速度过慢则会导致细胞内小冰晶周围的水分子移向冰晶表面,使小的冰晶的体积增大,导致致命的细胞损伤,也就是所谓的重结晶现象。但将冷冻容器过快复温,也可能由于体积和温度的急剧变化导致透明带发生受损破裂。复温后的胚胎细胞,需要尽快去除细胞内含有的高浓度的渗透性保护剂,称之为"复水"。在复苏液中加入非渗透性保护剂,形成一个浓度梯度,使细胞内外的溶液渗透压接近,渗透性保护剂可以逐步从胞内渗出,水分逐渐渗入细胞内,胚胎恢复正常的生理状态,复水过程中的非渗透性冷冻保护剂通常均采用蔗糖。

2.玻璃化法。慢速冷冻法的实质是使冷冻标本的细胞外液形成冰晶,细胞内液充分脱水浓缩后达到玻璃化的状态。而玻璃化冷冻法采用了更高浓度的冷冻保护剂处理细胞,快速降温使细胞内外液体均达到无结构的玻璃化状态。由于玻璃化法不产生细胞内结晶,不需要充分的脱水,跨膜物质浓度和渗透压差不大,所以不易产生不可逆的胞膜损伤而引起细胞死亡,但室温下高浓度的冷冻保护剂对细胞的毒性非常大,所以除了要对冷冻保护剂有所选择,还要缩短平衡时间,降低平衡温度,提高冷却速率。按胚胎是否可能直接接触液氮,常用玻璃化冷冻载体可分为开放式载体或封闭载体。复温加热过程要避免玻璃态向晶体态转变,即反玻璃化的问题。

目前玻璃化冷冻主要用于囊胚的冷冻,并获得显著好于慢速冷冻的效果。这主要与囊胚的结构相关,囊胚具有一个显著的特点就是囊胚腔,在冷冻过程中冷冻保护剂不能有效地渗入囊胚腔,囊胚腔内的液体形成冰晶而引起损伤,而玻璃化法避免了冰晶的形成。有关玻璃化法冷冻囊胚可以提高复苏率和妊娠率的报道近年已逐渐增多。对于细胞期的胚胎,玻璃化法显著改善复苏率,而对妊娠率并没有提高的优势,但也没有玻璃化法会降低细胞期胚胎的妊娠率的报道,至少说明玻璃化冷冻效果不比慢速冷冻差但玻璃化法高浓度冷冻保护剂的毒性对胚胎的影响仍是人们担心的问题,迄今为止有关玻璃化冷冻胚胎的安全性文献较少。

四、囊胚培养技术

(一)概述

人类体外受精的最终目标是通过单胚胎移植(SET)获得足月、健康的单胎出生。SET的优势是可有效地控制IVF多胎妊娠和出生,但面临的尴尬是缺少有效的方法选择出最具有发育潜能的胚胎用于SET。延长体外培养至囊胚期,也是胚胎经体外发育自然筛选胚胎的一个过程,胚胎能否发育至囊胚与其自身的发育潜能及基因有关。人类胚胎在4~8细胞期会出现发育阻滞现象,8细胞期前的胚胎主要是有母源性基因的表达,所以对原核期和卵裂期胚胎的评估无法选择出最具有发育潜能的胚胎,而那些通过母源性基因向胚胎源性基因过渡并到达囊胚期的胚胎,其发育潜能较卵裂期高。随着对体外胚胎发育的认识和培养基以及体外培养环境的优化,现已成功建立囊胚培养与移植技术。囊胚一般形成于受精后的第5、6天,由120~150个细胞组成,包括囊胚腔、内细胞团(ICM)和滋养层细胞(TE)。内细胞将发育成胎儿,滋养层细胞将发育成为胎盘的一部分。伴随着整个辅助生殖技术的进步,人们对囊胚培养技术的认识也在加深,包括其优势及潜在的不足。

(二)囊胚培养的适应条件

囊胚培养技术并未常规应用,主要是因为体外培养条件不完善以及培养基的限制,仍存在对胚胎发育失败的担忧。第3天的胚胎质量情况仍是决定是否行囊胚培养的指标。囊胚培养的目的就是筛选胚胎,如果卵裂期胚胎数目较少或是只有可用移植的胚胎,仍继续囊胚培养,只会增加移植周期的取消率,因为部分有发育潜能的胚胎可能因为在体外环境的时间延长,发育不到囊胚而丢弃。如果第3天优质8细胞胚胎数多于3枚,可以继续囊胚培养。对于发育慢或是质量差的胚胎是否进行囊胚培养或是及早进行移植,有不同的观点,有的研究认为延长体外培养会降低妊娠率,有的认为对预后较差的患者有益。就临床应用情况来说,虽然在未经选择的病人中,第5天移植的妊娠率高于第3天移植,但由于培养到第5天行囊胚移植会增加移植周期的取消率,所以目前囊胚培养多应用于对促性腺激素反应良好的患者。关于年龄与囊胚发育的关系,有报道认为,女性年龄增大会影响囊胚的形成;亦有人发现对于促性腺激素反应良好的患者中,年龄与囊胚的形成率无关。

(三)囊胚培养技术

1.培养基。单一培养基培养以及体细胞共培养是以往采用较多的方法。随着对胚胎发育的了解,序贯培养基的出现更符合胚胎发育过程中对营养物质的需求,使囊胚培养的程序和效率都有所提高。但仍有研究认为,体细胞共培养可以提高高龄妇女的囊胚形成率。

2.培养条件。37℃,饱和湿度,依据使用的培养基要求调节CO_2浓度。为提高培养环境的稳定性,建议使用单独的培养箱,以减少开启培养的次数。建议使用低氧培养,在生理环境下,生殖管道并非与外界空气相交通。研究报道,兔输卵管腔内的氧气的浓度为2%~6%,仓鼠和猕猴输卵管内氧气浓度为8%。而子宫内氧气的浓度显然低于输卵管,仓鼠和兔为5%,猕猴为1.5%。对多种哺乳动物的研究表明,降低氧气浓度可以促进胚胎在体外的发育,这种现象在反刍动物中更明显。降低氧气浓度至5%~8%会促进多种动物胚胎发育至囊胚阶段,这些研究所采用的动物包括小鼠、兔、绵羊、山羊。这些研究表明,胚胎在早期所接触的氧气浓度介于1%~9%,明显低于空气21%的氧气浓度,说明在生理环境下胚胎生活在低氧环境中。有人比较5%氧气浓度和21%氧气浓度对小鼠胚胎发育的影响,研究表明在4-细胞以前两种氧浓度对胚胎质量无明显影响,但将胚胎在体外进一步培养发现5%的氧气浓度更有利于囊胚的发育。人类囊胚培养过程中也发现,对于8-细胞以前的胚胎,采用两种氧气浓度并无明显差异,但5%氧气环境中人类囊胚的形成率会显著提高。

(四)囊胚评分

囊胚质量的评估主要依据显微镜下的形态学观察。常用的是1999年

Cardner提出的人类囊胚分级系统,主要从囊胚的扩张状态、内细胞团和滋养层细胞的发育对囊胚形态进行分级评估,观察指标更为详尽。先使用1~6的连续数字将囊胚按照扩张程度和孵化状态进行区分。进入扩张期后的囊胚,还需对其内细胞团和滋养层细胞进行质量分级,均分成A、B、C3级。

1.主要根据囊胚腔的大小分为6个时期。

1期:早期有腔室囊胚,囊胚腔体积小于胚胎总体积的1/2。

2期:囊胚腔体积大于或等于胚胎总体积的1/2。

3期:扩张囊胚,囊胚腔完全占据了胚胎的总体积。

4期:囊胚腔完全充满胚胎,胚胎总体积变大,透明带变薄。

5期:正在孵出,囊胚的一部分从透明带中逸出。

6期:孵出囊胚,囊胚全部从透明带中逸出。

对处于3至6期的囊胚,还需对其内细胞团和滋养层细胞进行质量分级。

2.内细胞团分级。

A级:细胞数目多,排列紧密。

B级:细胞数目少,排列松散。

C级:细胞数目很少。

3.滋养层细胞分级。

A级:上皮细胞层由较多的细胞组成,结构致密。

B级:上皮细胞层由不多的细胞组成,结构松散。

C级:上皮细胞层细胞数目很少。

(五)囊胚培养的利弊

1.囊胚培养的优势。在生理状态下,融合前的胚胎在输卵管中发育,融合后的胚胎在宫腔中发育,而输卵管和子宫的环境存在很大的差别,自然情况下,胚胎不可能在第4天就到达子宫,所以将早期胚胎移入子宫内,胚胎将会处在不同于输卵管的环境中,胚胎必须调整自己适应子宫环境,这必将对胚胎造成一定的应激。因此移植囊胚会更符合生理状态。其次囊胚培养实际是对胚胎的一个自我淘汰过程,有利于胚胎的选择,目前对细胞期胚胎的评估尚缺少一个有效的方法选择出最具有发育潜能的胚胎。能够发育到囊胚的胚胎说明胚胎自身具有更好的发育潜能和更强的耐受性。另外经过外源性促性腺激素刺激后的子宫与自然状态不同,在取卵后第2天或第3天移植胚胎,此时的子宫环境尚未完全从促排卵药物的刺激中恢复,且孕激素的作用不够长,不利于胚胎的发育和着床,而在取卵后的第5天或第6天移植,子宫的接受度比较高,子宫与囊胚有更好的同步性。因为囊胚有更高的着床率,因此对于评级较好的囊胚可以选择减少移植胚胎的数目,以降低多胎率,同时又不会显著影响妊娠率。

2.囊胚培养的劣势。与卵裂期胚胎移植相比,囊胚培养的移植周期的取消率会增加,部分周期可能因为没有获得囊胚而无可移植胚胎,如此会增加病人的焦虑感以及实验室工作人员的压力。囊胚培养的胚胎冷冻率降低,可利用胚胎数目减少。囊胚培养需要更高的实验室条件,如室内环境以及空气质量的改善,为提高囊胚的形成率,需要更多的低氧培养箱。另外,延长体外培养时间,是否会导致胚胎以及胎儿的异常一直是人们关心的问题。Kalra等在2012年的一篇研究文章中报道,体外延长培养卵裂期胚胎至囊胚期,会增加早产的风险,除囊胚移植可减少多胎妊娠之外,囊胚移植可能会导致与IVF妊娠相关的围生期发病率。囊胚移植导致单卵双胎的概率增加,会导致出生婴儿性别比的差异,Alfarawati等研究中发现,发育较快的囊胚其男性胚胎较多,而发育较慢的囊胚女性胚胎的比例高。

第四节 胚胎植入前遗传学诊断

胚胎植入前遗传学诊断(PGD)是一种极早期的产前诊断方法,是在胚胎着床前,对配子和(或)胚胎的遗传物质进行分析,判断其是否存在特定遗传异常,选择无遗传学缺陷的胚胎植入宫腔,从而获得正常胎儿的技术。它把筛选遗传缺陷的时机提早到了早期胚胎阶段,避免了选择性流产和多次流产可能造成的危害及伦理道德观念的冲突,是一项建立在体外受精与胚胎移植(IVF-ET)及现代分子生物学、细胞生物学和遗传学基础上新的诊断方法。

一、胚胎植入前遗传学诊断发展简史

胚胎植入前遗传学诊断(PGD)设想最早由Edwards在1962年提出,并在1968年动物胚胎实验成功。Verlinsky 1987年提出了4细胞胚胎遗传学诊断模型。Handyside1989年建立了胚胎活检模型,并在1990年报道了首例通过聚合酶链反应(PCR)技术行性别诊断的PGD婴儿出生。1989年到1990年,Penketh等在Handyside用PCR技术对人类胚胎进行性别诊断的同时,用荧光原位杂交技术(FISH)方法检测PCR的诊断结果。

20年里,PGD逐渐发展成为一种公认的产前基因诊断的方式,全世界大约已有两三千以上的PGD婴儿出生。目前统计到的误诊率比较低,而怀孕率与一般辅助生育技术(ART)相似。在这20年中,PGD的指征、不同的取材途径和诊断技术也在不断出现。

二、胚胎植入前遗传学诊断指征

目前应用PGD的指征,有些已经非常成熟,有些仍在发展之中。

(一)单基因遗传病(孟德尔遗传病)

PGD最初的指征主要涉及的是可能生育单基因遗传病患儿的夫妇。单基因遗传病是指由1对等位基因控制的疾病或病理性状,包括β-地中海贫血、血友病等。起初,这种精确的分子基础所需要的知识,限制了PGD的适用性。现在已被定位的基因,通过标记其附近的多态DNA进行连锁分析,疾病都可以被检测到。

(二)染色体易位

第二个常见指征包括夫妇任何一方有染色体平衡易位的情况。大约2%需要ICSI授精的男性为染色体平衡易位,而他们女性伴侣的发病率也差不多。最初的诊断点特异性探针,需要检测不平衡相互易位的位点。现在,易位可使用现成的检测着丝粒和端粒的FISH探针,将平衡易位夫妇的自然流产风险从理论上的80%以上降低到了20%以下,增加了着床率和活产率。

(三)非整倍体筛查

另一个常见的指征是胚胎植入前非整倍体遗传学筛查(PGS)。研究发现50%~75%的形态异常的胚胎染色体也异常,并有25%~30%形态正常的胚胎染色体异常,还有,高龄产妇子代的出生缺陷随年龄增长会逐渐增加。因此PGS的应用范围包括反复流产、重复性植入失败(RIF)和高龄产妇。已有研究显示,对反复自然流产妇女,增加其成功妊娠概率比预测先天缺陷风险更有意义。而对于PGS能否增加高龄产妇的着床率、降低其流产率,目前还存在争议,需要进一步的随机对照研究,以便确定非整倍体检测明确的指征。

(四)诊断胚胎是否存在父母的某些特定基因表型

其一是迟发性疾病的基因预测。假设某成年人存在常染色体显性遗传病基因,他(她)有晚期发病风险,但目前临床上仍是正常的,鉴于有50%的迟发风险,他(她)可能希望避免传递突变基因给自己的子代,但同时他们并不了解自己的基因型。如果他(她)的父母有这样的疾病,他(她)每一个子代的风险都是25%。以往通过产前绒毛取样或羊水基因检测可以诊断。然而,他(她)可能希望在怀孕前就知道胚胎是否有突变基因,即使通过侵入性诊断程序。

其二是针对成人的肿瘤易感性分析。目前PGD能检测的肿瘤基因包括FAP,VHL,p53基因,神经纤维瘤病Ⅰ、Ⅱ型和家族后颅窝脑肿瘤等。对于乳腺癌高危患者,BRCA1和BRCA2基因的PGD也是可行的,但尚有争议。

(五)识别人白细胞抗原兼容的胚胎

干细胞移植如果使用人白细胞抗原(HLA)兼容的细胞是非常有效的,但如果HLA不兼容,则效果很差。干细胞最现成的来源是脐带血。通常情况下,受者是一个年长、垂死、遗传决定的浸润性疾病(比如β-地中海贫血)患者。虽然可以通过羊膜穿刺或绒毛取样确定胎儿是否与之HLA兼容,但有3/4的概率HLA是不兼容的。

PGD使HLA分型成为可能。如果年长的同胞有一个常染色体隐性遗传疾病,胚胎有正常的基因并且HLA兼容的概率是3/16(3/4×1/4)。在8~12枚胚胎中找到一个兼容的胚胎是可行的。同样的方法适用于此类情况,当一个年长的同胞有一个非遗传性疾病(如白血病),需要干细胞移植,找到一个合适的胚胎概率为1/4。

(六)不断发展的指征

其他以后可能发展的指征:①法律法规限制可移植胚胎的数目,PGS将变得更有吸引力;②如果发现DNA标记可以预测移植成功率,非遗传指征PGD将显著增加;③如果基因治疗成为现实,胚胎将成为纠正缺陷的理想实体。在只有一个单细胞的不正常早期胚胎中,插入正常的基因应该是有效的,因为只需要10%~20%的正常细胞,来减轻大多数不正常的表型。

三、胚胎植入前遗传学诊断的取材时机、材料来源

进行PGD的材料可来源于试管婴儿过程中的各个阶段,目前常用取材时

机及材料来源有以下几种。

(一)配子时期

1.精子。目前对精子的选择方法中,流式细胞仪分离纯度最高,可选出染色体数目正常精子,防止父源染色体不分离所致的异常。以往分离并富集不同类型精子的研究主要集中在通过 FCM 分离 X、Y 精子,进行哺乳动物性别控制,对人类主要是伴性遗传病的性别选择,由于其不能分辨女性携带者或者正常男性,分子遗传级别的 PGD 发展后,在分离人类 X、Y 精子临床研究和应用就很少了。在临床应用上,此技术的安全性仍然需要进一步探讨。

2.卵子。母亲的年龄与染色体或第一、二极体染色单体的错误分离有很大关系,40 岁以上妇女的卵母细胞中超过 70% 存在这种错误分离。对卵细胞不能直接检测,可据第一、第二极体的遗传学分析,推测卵子内遗传物质状况,从而选择正常卵子发育来的胚胎进行移植。Munne 等分析了 23 个第一极体,发现其活检应在取卵后 6h 内进行。Strom 等对已出生的经过极体活检的新生儿随访后未发现异常,因此极体活检是安全的,第一极体与第二极体结合检测,可大大提高 PGD 准确性。

(二)胚胎时期

1.卵裂球期胚胎。研究表明,人类 4、5 细胞期及之前的胚胎对活检的耐受力低于 8 细胞期胚胎,故取样时机多选在卵裂期(6~10 细胞)进行,用显微操作仪吸取 1~2 个卵裂球细胞进行遗传病的诊断。在体外培养的大多数胚胎均可达到 6~10 细胞期,且此阶段的每个卵裂球都被认为是全能的,1~2 个卵裂球的移去不会影响胚胎的进一步发育。实验证明,从胚胎中活检 25% 的细胞,不会影响其正常发育。很多研究中心已经确定了卵裂期活检的可靠性,ESHRE PGD 联合会报道了成功胚胎活检的有效性,即在临床 PGD 案例中超过 150000 的卵裂期活检有 99% 成功。

以往最常进行 PGS 的时机是在卵裂期,而关于使用 FISH 或 PGS 临床效果的争论在 2007 年 Mastenbroke 的文献发表后达到小高峰。之后共计 8 个使用卵裂期胚胎行 FISH 的随机对照试验在专业期刊上发表,而没有一个能够证明进行 PGS 具有优势。

2.囊胚期胚胎。用显微操作法从囊胚期胚胎滋养外胚层吸取 30~50 个细胞作遗传学诊断,这一过程不影响胚胎的孵化或体外培养分泌 HCG,获得细胞一般无碎片和降解细胞。这一时期所获取的细胞比其他时期相对多些,对胚胎的影响更少,既可做多方面的遗传分析,又可减少嵌合现象的干扰,但对胚胎培养条件以及操作技能要求更高。

因为卵裂期活检可能因为嵌合现象增加误诊率和损伤胚胎的风险,许多IVF中心已经选择从卵子取样(通过极体活检)或从囊胚阶段的胚胎取样(通过滋养外胚层活检)来取代。

四、胚胎活检技术

胚胎活检技术主要包括机械法、化学法、激光法。机械法不使用化学物质,不存在对胚胎的潜在毒性,也没有激光的潜在热效应,缺点是对显微技术要求高,需要培养箱外暴露时间长,对胚胎发育不利。化学法是目前最常用的胚胎活检方法,操作简便,缺点在于喷酸过程中容易损伤卵裂球细胞膜而造成卵裂球溶解,从而影响胚胎进一步发育及种植。激光法具有精确、简便及非接触性等优点,已应用于卵裂球期的胚胎活检,但是其潜在的热效应,可能影响卵子或胚胎的发育。

五、胚胎植入前遗传学诊断的诊断技术

目前PGD的诊断技术主要包括单细胞PCR,FISH以及在两者基础上衍生的新技术。近年来PGD诊断技术的改进提高了诊断的效率和准确性。

(一)PCR扩增

PCR能扩增样本中极少量的DNA,主要应用于PGD单基因缺陷遗传病的诊断,如β-地中海贫血、血友病等。1989年Handside取单个卵裂球运用PCR技术成功扩增了Y染色体特异重复序列,1990年Handside报道了用PCR技术对有高风险假性肥大型肌营养不良(DMD)患者夫妇进行PGD后诞生的首例健康女婴。

尽管PCR在PGD中起了重要作用,但PCR对单个细胞扩增失败率高。由于获得细胞数目极少,而致使对单个细胞只能做一次分析,不能重复实验结果。因此,许多研究改变了PCR方法,用于控制扩增失败。目前全世界各研究中心多采用巢式PCR、全基因组扩增(WGA)、多重PCR、荧光PCR、逆转录PCR(RT-PCR)、荧光定量PCR(实时PCR)、一步法PCR方法等做出诊断。

运用PCR进行PGD的主要适用范围:①X连锁隐性遗传病的性别鉴定,目

前基本上已被确诊率更高 FISH 方法代替;②单基因相关遗传病致病基因的检测。1992年建立囊性纤维化病特殊 PGD 方法并获临床成功之后,许多单基因病 PGD 检测方法随之建立。理论上,只要导致单基因病的致病基因被克隆测序,结构清楚,即可建立其特异性 PGD。

(二)比较基因组杂交

比较基因组杂交(CGH)技术是自1992年后发展起来的一种分子细胞遗传学技术,通过单一的一次杂交可对整个基因组的染色体拷贝数量的变化进行检查。其基本原理是用不同的荧光染料,通过缺口平移法,分别标记待检测标本组织和正常细胞或组织的 DNA 制成探针,并与正常人的间期染色体进行共杂交,以在染色体上显示的标本组织与正常对照的荧光强度的不同,来反映整个标本组织 DNA 表达状况的变化,再借助于图像分析技术,对染色体拷贝数量的变化可进行定量研究。目前由于 CGH 需要的技术要求、操作时间和费用等原因尚不能满足于临床 PGD 要求。

(三)微阵列-比较基因组杂交技术

微阵列-比较基因组杂交技术(Array-CGH)是基因芯片和多重置换扩增技术的结合,能快速、准确和高分辨地检测全部46条染色体上的微缺失、微重复等多种异常,分辨率在1Mb左右,并检测单细胞非整倍体。该技术的优势在于高效快速、一次检测全部基因组。其缺点在于:不能检测单倍体和多倍体,如69,×××或者92,××××;需先进行全基因组扩增,保真度非100%;不能检测单亲二倍体;可能的嵌合型胚胎导致误诊。

(四)单核苷酸多态性微阵列技术

单核苷酸多态性微阵列技术(Array-SNP)是基于单核苷酸多态性的基因芯片技术和多重置换扩增技术的结合,与 Array-CGH 相似,Array-SNP 通过高密度的探针增加了检测的分辨率。二者不同之处在于,Array-SNP 无须将对照样本和待测样本分别标记,仅需将待测样本进行杂交,之后计算机将每个探针荧光信号强度的数字信息与一个参考生物信息文件的信息进行比较计算,避免了 Array-CGH 如何选择合适参照样本的问题。另外,Array-SNP 上的探针除带有拷贝数信息外,还带有 SNP 分型的信息,可以用以检测杂合缺失,临床上就可以对部分隐性遗传病及印记基因疾病进行检测。因此,Array-SNP 的优势在于:分辨率更高,可达1.5kb,远高于 array-CGH 及传统的检测方法,能发现这些方法漏检的微小片段的非平衡染色体易位、重复和缺失;能够诊断单亲二倍体(UPD)及能够检测标本是否污染;能诊断单基因疾病。其缺点是不能诊断和区分染色体完全正常和染色体的平衡结构异常如平衡易位或者倒位,也不能检测染色体四倍体。

六、胚胎植入前遗传学诊断的弊端

近年来,PGD的应用明显降低了一部分夫妇的自然流产率和遗传病患儿的出生,但这些夫妇的活婴出生率并没有明显的提高,在国内的应用也有限,究其原因是PGD的流程、检测方法和技术还存在一些缺陷和弊端。

(一)流程复杂且价格昂贵

PGD必须借助体外受精—胚胎移植技术,对女方行超促排卵和盆腔穿刺取卵术,要求女方卵巢功能好,以获得足够的可用胚胎供检测。为减少额外染色质的干扰,并保证受精率,一般需行卵胞浆内单精子注射(ICSI)授精,而ICSI的操作方式可能存在潜在的遗传风险。以平衡易位为例,平衡易位携带者的染色体易位位点大多不同,需提前设计特定探针并进行预实验,且随着易位染色体条数的增加,检测难度增加,准确率下降,目前国内尚无3条及以上复杂染色体易位的成功PGD报道,目前世界报道PGD临床妊娠率为15%～35%,可能需要多次PGD周期才能获得正常成功妊娠,而对PGD和ICSI的安全性和风险,目前也存在颇多争议。

(二)活检材料欠缺代表性

1.极体。根据极体遗传学分析可间接推测卵细胞的遗传状况。但极体仅能检测女方遗传因素异常,不能检测父源性的和受精以后发生的异常情况,也不能进行性别鉴定。

2.卵裂球细胞。卵裂球活检目前应用最广泛,可进行各种类型的遗传检测,但要求胚胎形态好,碎片多则难以活检;对一些嵌合体胚胎,则可能漏诊并导致异常胚胎的移植。

3.囊胚期细胞。从囊胚期胚胎可获得较多滋养外胚层细胞供检测,但这些细胞可能多核化,甚至合胞化,而且滋养外胚层细胞与内细胞团核型可能存在不一致性,从而导致误诊。

(三)活检的安全性

目前 PGD 常用的 3 种活检方法为化学法、机械法、激光法,分别存在化学灼伤卵裂球、影响胚胎活力,机械损伤卵裂球细胞骨架,和对卵子或胚胎存在着潜在的热效应等风险。活检后胚胎的冻融也可能造成胚胎损伤,提高活检后胚胎冻融成活率也是一个值得研究的课题。

(四)分析技术的缺陷

目前 PGD 最常用的两项检测技术是 FISH 和 PCR 方法。FISH 技术本身、探针质量、标本固定方法等都可能影响 FISH 检测结果,而早期卵裂胚胎存在高比率的嵌合体是导致 FISH 方法误诊的主要原因。按照 Munne 分析,将异常胚胎误诊为正常胚胎的概率为 4.3%。将正常胚胎误诊为异常胚胎的概率为 5.6%。另有报道发现 PGD 筛查染色体异常误诊率达 15%。PCR 方法主要的误诊原因包括等位基因脱失及染色质污染两种。其中等位基因脱失(ADO)是指两个等位基因只能扩增出一个,另一个不能扩出或扩增数量有限,达不到诊断的水平,ADO 的发生率为 5% ~ 20%,是导致误诊的主要原因。PCR 中的污染则主要由透明带内残余的精子及母体卵丘细胞造成,可用卵胞浆内单精子注射受精和尽量去除卵丘细胞及活检卵裂球在 PBS 或培养基中反复洗脱来避免。

(五)PGD 孩子的安全性

PGD 后的妊娠结局、出生孩子情况是众所关注的。一些文献报道 PGD 孩子先天畸形的发生率为 3% ~ 5%,与自然妊娠没有显著差别。但 PGD 应用 PCR 进行诊断时需采用 ICSI 技术,有报道 ICSI 出生的孩子可能印迹性疾病风险增高。此外,PGD 在筛选染色体易位患者的胚胎时,不能区别正常与平衡携带者的差别,而生出的平衡携带者后代存在与父母同样的生育问题,严重者可能会有其他伴随疾病的风险,如罗伯逊易位患者与 Anglmen 综合征、白血病等发病有关。由于 PGD 的历史才短短 20 年,这些安全性问题还需要时间去验证。

欧洲人类生殖和胚胎协会(ESHRE)是最早尝试收集 PGD 数据的一个研究机构,自 1997 年成立后,对 PGD 的临床结局和有效性进行了多次追踪,数据显示在 PGD 出生孩子中,PCR 的误诊率为 8% ~ 9.1%;FISH 的误诊率为 1% ~ 2%。PGD 的误诊对患者造成的损失是不可弥补的,特别是对那些由于误诊而出生的有遗传缺陷的孩子来说,痛苦是终生的。因此,应该充分认识到PGD还不是一种完美的遗传学筛查技术,还存在种种风险,这项技术还需要进一步完善。

七、遗传咨询

遗传咨询属于临床遗传学的范畴,目的是为了让普通人和有遗传缺陷的家庭尽可能正常地生活并生育后代。首先是遗传诊断,需要完善家族遗传史,讨论可能的风险。在进行PGD之前,要让求助的夫妇们知道这是产前诊断的替代品,而那是一种更容易的选择,其在世界各地都执行得很成熟规范了。如果有些夫妇不想考虑终止妊娠,可以倾向于PGD,否则可考虑产前诊断。因此,我们建议携带遗传性疾病的夫妇进行专门的遗传咨询和辅导,讨论他们携带疾病的风险,告知PGD的可行性,帮助他们实现完整健康家庭的理想。在进行PGD之前,患者夫妇有权利被告知什么是PGD,可能遇到的问题,有关技术的限制、误诊、怀孕率和多胎妊娠风险的可能性等。患者夫妇必须自己最终选择是否进行PGD。当然,治疗资金的来源因素可能会影响这种选择。

八、伦理和法律

PGD因涉及“设计婴儿”,而导致在一些国家被严格监管。产前诊断和早期妊娠流产比在卵裂期进行PGD更能被接受。PGD可用于与产前诊断不同方向的一些疾病的治疗。例如,对于携带一个X-连锁疾病患者,夫妻可以选择不携带疾病的胚胎,使这样的疾病是从他们的家庭绝迹。PGD可能也更适于检测晚发疾病,比如遗传高风险癌症。对选择合适的器官捐赠者以确保帮助已患病的兄弟姐妹也比较容易接受。关于PGD指征的选择,取决于各国的伦理和法律。

九、胚胎植入前遗传学诊断的前景与展望

(一)PGD技术的发展与完善

未来PGD将在灵敏性、准确性和高通量方面得到发展。制约PGD发展的主要因素是细胞数量太少,为了解决这个问题,可采用全基因组扩增技术(WGA),能解决常规FISH技术只能应用少数探针、检测少数染色体异常的局限性。目前逐渐开始应用的微阵列—比较基因组杂交技术就是由此发展而来

的。将 PCR、CGH 和 microarray 技术结合起来的 Array-CGH 技术,可快速检测胚胎染色体的微小缺失和重复,将 WGA 和 microarray 技术结合起来,可同时检测多种基因病。直接分析染色体也是 PGD 的一个发展方向。通过核转化技术可使植入前胚胎从间期进入到有丝分裂中期,然后用 G-显带技术或全染色体涂染来检测。这些都是在发展中期待用于临床的一些研究方向。

(二)PGD 的应用前景

PGD 除了用于遗传病诊断等临床应用之外,也可用于人类基因组等基础研究,比如研究一些有特殊遗传缺陷的基因在胚胎发育早期的表达,对染色体异常的形成、早期流产、畸形发育等提出理论依据;研究人体基因在胚胎早期的特异表达、人早期胚胎表观遗传改变、人类胚胎体外培养和定向诱导分化等,以期实现人类移植自身组织或脏器,提高器官移植成功率等。将 PGD 技术与胚胎干细胞建系结合起来,可以建立具有特定染色体异常(如唐氏综合征)和特定基因异常(如 DMD)的胚胎干细胞系,为人类重大疾病的研究提供最理想的模型。深入研究与男女不孕不育相关的染色体异常、可传给子代的遗传突变及胚胎遗传异常发生频率较高的染色体,对多基因疾病,如恶性肿瘤、糖尿病、冠心病等的 PGD 也将成为可能。

第三章 辅助生殖技术并发症

第一节 卵巢过度刺激综合征

一、概述

卵巢过度刺激综合征(OHSS)是一种人体对促排卵药物产生的过度反应,以双侧卵巢多个卵泡发育、卵巢增大、毛细血管通透性异常、急性体液和蛋白外渗进入入人体第三间隙为特征而引起一系列临床症状的并发症。目前,IVF-ET为增加 ART 的获卵率,提高妊娠率,常规应用超排卵技术。由于应用大量的外源性促性腺激素,导致多个卵泡同时发育,OHSS 是最常见、最具潜在危险的并发症。其病理生理为促排卵后卵巢来源的血管活性因子导致全身血管通透性增加。临床表现为:卵巢囊性增大、腹胀、腹痛、恶心、呕吐,严重者可引起胸腹水、血液浓缩、血栓形成、肝肾衰竭,甚至危及生命。大多数 OHSS 病例的发生与注射促性腺激素进行卵巢刺激有关,也有散在报道发生在无卵巢刺激而自然受孕的早孕期及家族自发性 OHSS 病例,这些患者可能由于 FSH 受体的变异,导致对 HCG 的过度敏感。轻度 OHSS 患者仅有盆腔不适与恶心等自觉症状;中度患者出现呕吐、腹胀与腹水;严重患者甚至出现呼吸困难、少尿、血液浓缩与血栓。近年来,OHSS 的发生呈上升趋势,越来越引起临床医务工作者的重视。

二、OHSS 的流行病学特点

国内、外报道,卵巢过度刺激综合征在 ART 中的发病率为 5% ~ 10%,重度OHSS 发生率为 0.1% ~ 2%。目前大家认同的观点:年轻、BMI 数值小、PCOS 或既往曾发生 OHSS 患者,是 OHSS 发生的高危人群;OHSS 患者中 37% 有 PCOS病史,重症 OHSS 患者中 63% 有 PCOS 病史;符合 PCOS 某些特征而未完全达到

PCOS诊断标准的患者也是高危人群;基础LH/FSH升高、高雄激素与OHSS发生也有关。与OHSS发生相关的继发因素包括HCG日的血清E_2水平、卵泡数。文献报道,OHSS高危不孕患者中,38%血清雌二醇水平＞6000pg/mL的患者发生重度OHSS,1.5%清雌二醇水平在3500~5999pg/mL的患者发生重度OHSS,而＜3500pg/mL的患者未发生重度OHSS;获卵数＜15个的患者少有发生重度OHSS,1.4%获卵数达到16~20个的患者和22.7%获卵数超过20个的患者,发生了重度OHSS。OHSS的发生与是否妊娠有关,在妊娠周期中,OHSS发生率比非妊娠周期高4倍;OHSS患者中妊娠的也较多,较非OHSS患者高2~3倍。

三、OHSS的病因学研究

尽管OHSS的确切发病机制尚未完全阐明,但OHSS的发生依赖于HCG的应用是明确的。OHSS有早发型和晚发型两种类型:早发型发生于HCG注射后3~7d,是外源性HCG促排卵时的急性反应,与卵巢对促性腺激素反应过度有关,可以发生在非妊娠患者;晚发型发生于HCG注射后12~17d,是由滋养细胞来源的内源性HCG引起的,仅在妊娠患者中出现,如果流产或月经来潮,OHSS症状可以自然痊愈,这种依赖HCG的特点成为预防OHSS措施的基础。

OHSS发生发展的关键在于卵巢高度刺激时毛细血管通透性增加,导致血管内液及蛋白向第三体腔转移,与HCG介导受刺激卵巢分泌血管活性物质有关。这些活性物质涉及肾素—血管紧张素系统(RAS)、前列腺素、血管内皮生长因子(VEGF)、血小板活化因子(PAF)、肿瘤坏死因子(TNF)等一些细胞因子和炎性介质如白介素-1(IL-1)、IL-2、IL-6、IL-8等,这些物质中很多为血管前性,可能在卵巢的卵泡生成和黄素化过程的血管形成中起作用。

(一)卵巢肾素-血管紧张素系统

RAS中多种物质,包括肾素原、肾素、血管紧张素Ⅱ及其受体,均在卵巢局部检测到其表达,并以自分泌、旁分泌方式调节卵巢功能。OHSS患者中黄体期血浆肾素活性与血管紧张素Ⅱ水平显著高于自然周期以及超促排卵患者,OHSS患者胸、腹水中血管紧张素Ⅱ、肾素活性水平皆比血浆同期水平增高1.5~8倍。排卵前卵泡液中肾素原的水平较促性腺激素刺激后血浆中肾素原的水平高12倍,月经中期HCG刺激后肾素原的上升幅度与卵泡的数目有关。血浆肾素活性与OHSS的严重程度有直接关系。临床工作中尽管对OHSS

患者进行大量的治疗性扩容,但血浆肾素活性和醛固酮的浓度仍明显升高。测定重度OHSS患者血浆和腹水中总肾素、活性肾素、肾素原、肾素活性和醛固酮水平,发现腹水中总肾素和肾素原浓度明显高于血液中。动物实验研究了OHSS的血流动力学状态和血管紧张素Ⅱ的作用,发现应用ACE抑制药使OHSS发生率下降了30%~40%,提示ACE抑制药在人类OHSS的治疗中有一定的应用前景。

(二)前列腺素

有研究提出,前列腺素可能是OHSS的发病介质。肾中的前列腺素(PG)E_2和PGI_2通过拮抗血管紧张素Ⅱ和去甲肾上腺素的肾血管收缩作用,在重度OHSS患者中对维持肾功能稳定起重要作用。目前已有学者尝试应用前列腺素合成酶抑制药预防OHSS的体液转移,取得了一定的疗效。

(三)血管内皮细胞生长因子(VEGF)

HCG引起的血管活性分子释放被认为是发生OHSS的主要原因,VEGF是肝素结合蛋白家族的一员,它是HCG中介物的主要代表,直接作用于内皮细胞诱导细胞增生和血管生成。在体内,VEGF是强有力的血管通透性介质,参与发育胚胎的血管发生和生长以及成人的有血管生成的组织,如子宫内膜的周期性生长和卵泡黄素化。

免疫组织化学表明,VEGF在窦状卵泡和排卵前卵泡的颗粒细胞和透明带、黄体颗粒细胞和血管内皮细胞表达,可刺激包括卵巢在内的新生血管生成,作用于血管内皮生长因子受体-2(VEGFR-2),导致血管通透性增加。为证实VEGF的卵巢来源,研究观察了注射HCG 48h后大鼠的血管,发现在血管通透性增加的同时伴有卵巢VEGF mRNA表达增加,而肠系膜上的表达没有明显改变;同时卵巢切除的大鼠在促性腺激素治疗后血管通透性没有改变。近年来对VEGF如何导致血管通透性增加的分子机制的研究有了长足的进步,包括细胞间黏附蛋白和细胞骨架的改变等;现认为OHSS时HCG能够上调黄素化颗粒细胞(LGC)VEGF的产生,VEGF使细胞间紧密连接蛋白减少,肉皮细胞间连接松散,致血管通透性增加。

(四)炎症介质与细胞因子

白细胞介素(IL-13、IL-2、IL-6、IL-8)及肿瘤坏死因子(TNF-α)在重度

OHSS患者腹水中的含量较其他原因引起的腹水中显著升高,这些细胞因子可通过参与血管生成、趋化或黏附中性粒细胞等作用增加血管通透性,因而可能与OHSS的发生有关。研究显示,中、重度OHSS患者取卵日卵泡液中IL-6含量显著高于对照组,而且移植日血清中IL-8也显著升高,提示此两种因子可作为早期预测OHSS发生的指标。

OHSS的发生是由于全身炎性因子的大量增加和中性粒细胞的激活,主要是C反应蛋白、白细胞等在HCG注射后显著升高,二者均提示急性炎症反应。同时,HCG对外周血单核细胞呈抑制效应,表明其可能通过一种间接的机制导致OHSS的发生,因此,推测HCG刺激卵巢产生和分泌一种至今尚不知道的介质,激活炎症过程,导致毛细血管通透性增加。

(五)个体体质

患者个体体质对促性腺激素的敏感性与OHSS的发生有密切相关性。近来对自发性OHSS发病机制的研究有了新发展,认为其可能与过量注射HCG或卵巢对HCG过度敏感引起卵巢内卵泡囊肿的高度黄素化反应有关。目前国外学者已在OHSS家系中发现FSH受体突变基因,证明其对HCG敏感性增强,可能是家族性OHSS的发病原因,但在医源性OHSS患者中并未检测到突变的FSH受体基因。

总之,OHSS的发生是一个多因素参与的复杂过程,确切发病机制仍不清楚。

四、OHSS的病理生理特点

OHSS主要病理变化是急性毛细血管的通透性增加,体液大量外渗引起血液浓缩,有效血容量降低,从而加重血液高凝状态,影响微循环灌注,导致腹水、胸腔积液甚至弥漫性水肿;继发肾灌流量减少、近曲小管对盐和水分吸收增加,尿量减少,甚至无尿,同时可伴发肝、肾功能受损,水、电解质紊乱,血栓形成等,严重者可危及生命。

OHSS最重要的特征是双侧卵巢明显增大,卵巢出现明显的基质水肿,散布多个出血性卵泡和卵泡膜黄素囊肿、区域性皮质坏死和血管新生。另一个重要的病理特征是急性体液转移导致的腹水和胸腔积液,现普遍认为体液转移是毛细血管通透性增加的结果。研究发现,IVF卵巢刺激过程中取卵前1d已伴随有体液从血管内向血管外间隙渗透。医源性的OHSS,在应用外源性

FSH 刺激卵巢的过程中,即发生卵泡的募集和增大;而自发性的 OHSS,卵泡募集较晚,是通过妊娠来源的 HCG 刺激 FSH 受体介导卵泡募集。两者均有因受刺激而增大的卵巢及其广泛黄素化,诱导血管活性介质的释放,从而导致 OHSS 发生的可能。

(一)OHSS 血浆渗透压调节的改变

选择素是细胞黏附分子簇中的一个亚群,是炎症反应、免疫反应和血管生成反应的主要介质。OHSS 患者腹水中有相当数量的可溶性选择素,提示它来源于卵巢并可能与发病有关。OHSS 患者血浆渗透压和钠离子水平的降低,是由于血浆渗透压对精氨酸血管升压素分泌和口渴感的调节作用发生了变化;IVF-ET 超排卵过程中,调节精氨酸血管升压素分泌和口渴感发生改变的血浆渗透压阈值被重新设定到一个较低水平,这种新的体液低张状态会至少持续到 HCG 注射后 10d。OHSS 患者血浆渗透压和钠离子水平的降低是由于渗透压调节的改变,而不是电解质的丢失,因此试图纠正 OHSS 的"电解质失衡"是不恰当的。

(二)OHSS 的血流动力学

由于红细胞体积相对稳定,血细胞比容的增加意味着血容量的下降。但在红细胞体积恒定的情况下,血细胞比容的变化数值并不与血容量的改变相当。血容量的改变一定大于血细胞比容所反映的变化,因而,如果血细胞比容出现 2 个百分点的变化,如从 45% 上升到 47% 时,血容量实际上下降了 8%,血细胞比容比真实变化小了 4 倍。血细胞比容在达到 45% 前不能准确反映患者病情的严重程度,同样在血液浓缩时,血细胞比容的微小下降可能代表血容量的显著增加。

(三)OHSS 患者免疫球蛋白和代谢的变化

重度 OHSS 患者中发现血浆 γ 球蛋白,特别是 IgG 和 IgA 水平明显降低,而 α 和 β 球蛋白以及 IgM 的水平变化不大。一些学者认为,OHSS 患者中也许存在高胰岛素血症,但目前尚没有证据支持这个观点。

五、临床综合征

通常情况下,常见临床表现有不同程度的腹胀、呼吸急促、恶心、非正常的体重增加和尿量减少。根据临床表现及实验室检查,将 OHSS 分为轻、中、重 3

度,中度发生率为3%~6%,重度为0.1%~2%。

轻度:症状和体征多于注射HCG后的3~7d出现,表现为胃胀、食欲差、下腹不适、沉重感或轻微下腹痛;B超检查卵巢增大,直径≤5cm。

中度:有明显下腹胀痛,可有恶心、呕吐、口渴,偶伴腹泻,腹围增大,体重增加≥3kg;B超检查卵巢增大,直径为5~10cm,腹水<1.5L。

重度:腹水明显增加,腹胀加剧,尿少、恶心、呕吐,腹胀严重者无法进食,疲乏、出冷汗,甚至虚脱。大量腹水使膈肌升高或有胸腔积液时呼吸困难,不能平卧;B超检查卵巢增大,体重增加>4.5kg。由于大量胸、腹水可导致血容量减少、血液浓缩、血液高凝状态、发生低血容量性休克,严重时心肺功能异常、电解质失衡、肝肾功能受损、血栓形成以及出现成人呼吸窘迫综合征(ARDS)等。

Navot(1992)分类和Rick(1999)分类如下,见表3-1。

表3-1 OHSS的分类

研究	轻度	中度	重度	
Navot (1992)	卵巢增大(≤5cm),腹部不适	卵巢增大(5~10cm),恶心或胃肠道反应,腹部不适,实验室评估正常,轻度腹水,无临床体征	卵巢增大,重度腹水(有临床体征),胸腔积液,血细胞比容升高(HCT>45%)白细胞计数升高(WBC>15000/μL),肌酐升高,电解质紊乱(低钠血症、高钾血症),肝功能增强	危重(作为重度的亚分级):严重的内脏器官功能异常,少尿、肌酐>1.6mg/dL,严重呼吸困难,血栓并发症,感染,严重血液浓缩:HCT>55%,WBC>25000/μL
Rizk 和 Aboulghar (1999)		不适,疼痛,恶心,腹胀,超声发现腹水和卵巢增大,血流动力学和生化指标正常	重度OHSS:卵巢增大;大量腹水±胸腔积液;HCT>45%;WBC>15000/μL;少尿;肌酐1.0~1.5,肌酐清除率≥50mL/m;肝功能异常;水肿	危重OHSS:明显增大的卵巢;重度腹水+胸腔积液:HCT>55%;WBC≥25000/μL;肌酐≥1.6,肌酐清除率<50mL/m;肾衰竭;血栓栓塞;ARDS

1999年的分类中删除了轻度OHSS,因为大多数接受卵巢刺激的患者都会出现此类情况,且轻度OHSS没有并发症,无须特殊治疗。绝大多数有症状的OHSS属于中度OHSS,重度OHSS则需住院治疗。

六、OHSS并发症

国内、外报道了众多OHSS并发症,其中最严重的是血管并发症,肺、胃肠道和肾脏并发症也常常出现在重度病例。

（一）血管并发症

有研究发现,重度OHSS血栓形成倾向的发生率增加,提示应对这一疾病进行预防性筛查,并考虑对这些患者采取预防措施,预防血栓栓塞的发生。有研究显示,OHSS的血浆凝血参数,如凝血酶、抗凝血酶Ⅲ和α2-抗血纤维蛋白溶酶复合物水平在HCG注射后数日内开始上升,黄体中期达到显著的高水平状态;合并妊娠的OHSS患者,这些参数在发病后3周依然持续上升。OHSS中还有其他凝血参数的一些特征性变化,如抗凝血酶Ⅲ和前激肽释放酶水平的下降及活化部分凝血激酶时间的缩短。

OHSS时血液处于高凝状态,同时患者活动量减少使血流缓慢,以致血液在深静脉内不正常凝结,导致静脉回流障碍,即静脉血栓形成,该并发症极罕见,而一旦发生血栓脱落则预后不良。最常见部位为下肢深静脉血栓形成,偶见于上肢深静脉血栓形成,表现如下。

1.下肢深静脉血栓形成。

（1）中央型:即髂—股静脉血栓形成,主要临床特征为起病急骤,全下肢明显肿胀,患侧髂窝和股三角区有疼痛和压痛,浅静脉扩张,患肢皮温及体温均升高,左侧发病多于右侧。

（2）周围型:包括股静脉和小腿深静脉血栓形成,若局限于股静脉,表现为大腿肿痛,下肢肿胀并不严重;若局限于小腿,表现为突然出现小腿剧痛,患足不能着地踏平,行走时症状加重,小腿肿胀且有深压痛,Homans征阳性。

（3）混合型:即全下肢深静脉血栓形成,表现为全下肢明显肿胀、剧痛,股三角区、腘窝、小腿肌层郁可有压痛,常伴有体温升高和脉率加速（股白肿）。如病程继续进展,肢体极度肿胀,对下肢动脉造成压迫以及动脉痉挛,导致下肢动脉血供障碍,出现足背动脉和胫后动脉搏动消失,进而小腿和足背出现水疱,皮温明显降低并呈青紫色（股青肿）,如不及时处理,可发生静脉性坏疽。

2.上肢深静脉血栓形成。可以局限于腋静脉,表现为前臂和手部肿胀、胀痛,手指活动受限;亦可发生于腋—锁骨下静脉,肿胀范围累及整个上肢,伴浅静脉扩张,上肢下垂时,肿胀和胀痛加重。

（二）肝功能异常

肝功能异常亦是OHSS的常见并发症,25%～40%的OHSS患者有肝功能异常,并可能持续2个月以上。IL-6细胞因子系统与重度OHSS肝功能异常的发病有关,肝功能检查异常者常常伴随临床妊娠率降低。尽管肝功能检查明显异常,但肝脏活检仅在超微结构水平发现异常改变。

(三)呼吸道并发症

呼吸困难和呼吸急促是最常见的呼吸道临床表现,出现在92%的OHSS病例中。腹水积聚引起的呼吸窘迫在重度OHSS中很常见,通常可通过抽吸腹水改善症状。重度OHSS患者发生呼吸困难导致不能平卧、咳嗽咳痰、胸痛等症状时,彩超检查往往能发现单侧或双侧胸腔积液,少量胸腔积液可不予处理,需持续观察,大量胸腔积液时需放置胸腔引流管引流。

(四)肾脏并发症

偶有报道OHSS患者出现肾损害,国内曾报道1例OHSS并发急性肾衰竭,但此患者在行IVF助孕前肾彩超提示右肾弥漫性病变,并曾有左侧肾切除手术史,即IVF前有肾功能受损,故在行IVF助孕应用促性腺激素后,增加了并发急性肾衰竭的概率。OHSS导致肾损害的机制:①毛细血管通透性增加,体液转移至第三间隙,短时间内使有效循环血容量减少,引起肾前性肾功能障碍;②第三间隙体液积聚可引起胸腔积液、腹水,导致张力性腹腔压力增加,从而引起肾静脉压力增加,导致肾损害;③OHSS合并妊娠时,卵巢过度刺激增大压迫输尿管引起梗阻;④细胞因子的释放,如组胺、前列腺素等及RAS系统的改变对肾的影响;⑤血液浓缩,易导致血栓形成。

(五)卵巢扭转及卵巢破裂

正常大小的卵巢发生扭转罕见,超促排卵后卵巢体积增大、重量增加,扭转率增加。促排卵后的妇女突然出现一侧下腹痛应高度警惕卵巢扭转。急剧活动、充盈膀胱突然排空、肠蠕动活跃、取卵时穿刺针拨动卵巢、妊娠后子宫增大,均易引起卵巢位置改变发生扭转。不全扭转有自然回复的可能,完全扭转后动脉受阻发生卵巢坏死,因此,早期诊治对保留卵巢有重要意义。体检有明显的下腹压痛和不同程度的肌紧张、反跳痛;妇科检查可触及高张力包块,蒂部触痛明显;彩超显示疼痛部位有增大卵巢,应注意卵巢根部有无血流。

卵巢破裂极其罕见,一旦发生应立即行急诊剖腹探查术,修补病变侧卵巢,术后患者能正常继续妊娠。

（六）产科远期并发症

1.妊娠期高血压痛。许多报道都指出了OHSS组的妊娠期高血压病（PIH）发生率增加。研究显示，OHSS中PIH的发生率为21.2%，较正常人群显著增加，但该现象发病机制目前尚不明确，推测可能是血液浓缩、低氧血症、电解质紊乱以及微血栓的形成等造成血管功能障碍，早期的这些血液病理生理变化会影响滋养层绒毛细胞的侵入，造成胎盘功能不全，OHSS患者血液内大量的血管活性物质，如肾素、血管紧张素、醛固酮及炎性介质等的参与，增加了PIH发生的风险。

2.妊娠期肝内胆汁淤积症。雌激素可作用于胆汁酸摄取和分泌等环节，减少胆汁流出，造成淤积许多流行病学调查、临床观察以及基础研究都支持雌激素是导致妊娠期肝内胆汁淤积症（ICP）的重要原因。高雌激素水平的孕妇患妊娠期肝内胆汁淤积症的概率是其他人的5倍，但目前暂无有关OHSS者ICP发病率的报道。

七、预防及治疗

OHSS最有效的治疗是准确的预测和采取及时的预防措施。

（一）预测

生殖医学学术界已经公认的OHSS的预测方式为内分泌检查结合阴道超声监测卵泡的发育趋势。

1.内分泌检查。$E_2 > 4000 pg/mL$，卵泡个数较多时易发生OHSS，有报道$E_2 < 1500 pg/mL$患者也可能发生OHSS，所以，单独E_2增高或卵泡数增加并不能准确预测OHSS的发生，只有两者均增高时才有意义。

2.阴道超声监测卵泡发育。助孕治疗中常用阴道超声监测卵泡发育，卵泡发育的数目、大小和分布对预测OHSS很重要。超声检查中发现多囊样卵巢（项链征）可以有效地预测OHSS发生的风险。随着超声技术的不断进步，使用三维容积超声测量卵巢基础体积，也有助于发现高危患者。近来正在开展的经阴道彩色多普勒血流预测OHSS的研究显示，对接受控制性促排卵的患者测定卵巢内血管阻力，有助于预测OHSS的高危患者。

（二）预防

1.小心选择超排对象。对高危患者（如PCOS）采用GnRH-a降调节方案，低剂量促性腺激素启动;减少Gn用量,缩短用药刺激时间。

2.减少HCG用量。有文献建议停用HCG促卵泡成熟,但这是以较高的周期取消率为代价来降低OHSS的发生。大部分患者在使用了昂贵的药物促排卵后,对取消取卵难以接受,故在不影响妊娠率的范围内,降低HCG用量,如用5000U代替10000U,甚至可以使用250μg重组人绒促性腺激素(艾泽)代替HCG,可有效降低OHSS发生率。

3.COH过程中应结合B超及血E_2加强监测,如有发生OHSS的倾向应减少Gn用量;取卵术中尽量抽吸所有卵泡;术后减少或避免使用内、外源性HCG;不用HCG作黄体支持;重度OHSS者可将胚胎冷冻保存,不进行移植。

4.有OHSS倾向者,预防性给予泼尼松5mg/d,阿司匹林片25~50mg/d。可预防性静脉滴注低分子右旋糖酐500mL或白蛋白10g等。

5.采用未成熟卵体外成熟(IVM)技术。卵泡数明显增多且卵泡直径在12mm以下,注射HCG后36h取卵,可以避免OHSS的发生。

（三）治疗

OHSS是一种自限性疾病,多发生于注射HCG后3~7d,如未妊娠,其病程约14d;如已妊娠,将继续持续一段时间且病情可能加重。

轻度OHSS在大多数COH周期出现,不必特殊处理。

中度患者指导自我监测,包括卧床休息、摄入足够液体,监测腹围、尿量及体重,部分患者可住院观察。

重度OHSS患者需住院治疗,治疗的目的在于保持足够血容量,纠正血液浓缩,维持正常尿量,最大程度改善症状,避免严重并发症发生,如休克、血栓栓塞、水电解质平衡紊乱、肝肾功能异常等。

1.严密监护。严密注意患者的精神状态,讲解病情,鼓励其多饮水,尽量采取侧卧位,减轻腹水对肾血管的压力,以增加尿量;每天常规监测T、P、R、BP,详细记录出入水量,尤其是尿量、腹围及体重;测定血常规、尿常规、肝肾功能,尤其注意血细胞比容、尿比重、血肌酐变化;测定血凝状态及水、电解质情况,必要时查血气分析;B超检查了解胸腔积液、腹水情况。每2~3天复查1次,病情严重者必要时每天检查。

2.对症治疗。

(1)休息,进高蛋白饮食:早期少量多次饮水(包括牛奶、豆浆、果汁、汤水等），及时补充生理盐水、葡萄糖等，以增加尿量。

（2）扩容：首选人体白蛋白静脉滴注，有助于保持血液胶体渗透压和有效血容量，降低游离 E_2 和一些有害因子水平。白蛋白 10g/d，低蛋白血症明显或抽吸腹水后可用 20～30g/d，但要及时减量。血液浓缩明显时，可选用低分子右旋糖酐、羟乙基淀粉、血浆等扩充血容量，疏通微循环。

（3）减少液体向胸、腹腔渗漏：可口服泼尼松片 5mg，每日 1 次或 2 次，服用7～10d。

（4）预防血栓形成：鼓励患者翻身，活动四肢，按摩双腿，服用肠溶阿司匹林片 25mg，每日 1 次，服用 7～10d，严重者需要抗凝治疗。

（5）腹水处理：通过上述治疗病情缓解，腹水可自行吸收。当有以下指征时，可行腹腔穿刺引流部分腹水：腹水导致严重腹胀不适或疼痛；腹压增加或胸、腹水明显影响呼吸甚至循环功能；持续少尿、血肌酐浓度升高等肾功能受损表现时。禁忌证：血容量未补足，可疑血腹。注意事项：腹腔穿刺在 B 超引导下进行，避免损伤增大的卵巢、肠管；严格无菌操作；放液时应有监护；流速要慢，500mL/8～10min，防止出现低血压；腹水标本需送验，查常规、生化、病理，必要时进行与结核有关的检查。根据病情有适应证者可反复进行穿刺放腹水，该方法疗效确切。经腹部穿刺困难者，也可经阴道进行，但该途径少用且妊娠后禁用。

（6）24h 尿量不足 500mL，通过上述治疗病情无缓解者，可给予小量多巴胺静脉滴注，改善肾血供，3～5μg/(kg·min)，使用时可应用输液泵，并严密监测血压。禁用利尿药以防止加重血液浓缩。

（7）OHSS 出现卵巢破裂、内出血严重时，应行手术治疗；出现扭转时，可先非手术治疗，如抬高臀部，改变体位，多可自行缓解，必要时手术治疗。

（8）胸水处理：胸腔积液发生较少见，如有胸腔积液常为右侧，有时胸腔积液、腹水同时存在。腹水通过胸导管进入胸腔，腹水消除后，胸腔积液常可自行吸收，因此胸、腹水同时存在时，仅少数患者需进行胸腔穿刺，首选放腹水。

第二节 多胎妊娠

一、概述

一次妊娠同时有两个或者两个以上的胎儿形成,称为多胎妊娠。多胎妊娠不仅给孕妇及其家庭带来一系列心理、社会和经济问题,而且,多胎妊娠特别是高序列多胎妊娠,其母婴妊娠并发症发生率明显增加。孕产妇发生妊娠期高血压相关疾病、子痫、妊娠期糖耐量异常、分娩中宫缩乏力、手术产及产后出血的危险性增加;胎儿并发症,如流产、早产、胎儿宫内发育迟缓、胎死宫内、低体重儿、新生儿窒息等发生率升高。新生儿围生期死亡率,双胎妊娠比单胎高3倍,三胎妊娠比单胎高5倍。不育治疗的目的不仅仅是为了获得妊娠,更重要的是获得健康的妊娠和健康的新生儿。因此,多胎妊娠应被视为辅助生殖治疗的不良结局或并发症之一,减少多胎妊娠的发生是医务人员必须重视的问题。

二、流行病学特点

Hellin根据大量统计资料提出的估算自然多胎妊娠发生率的公式为 $1:89^{n-1}$（n代表一次妊娠的胎儿数）。双胎比例为 $1:100$,三胎为 $1:(8000～10000)$,四胎为 $1:(500000～700000)$,20世纪70年代以前多胎妊娠的发生率相对稳定,普通人群中多胎出生率仅为10%～20%。近年来,由于促排卵药物及辅助生育技术(ART)的应用,多胎妊娠的发生率迅速增长。自1978年世界首例试管婴儿诞生以后,在辅助生育技术中,多胎妊娠率达20%～40%,其中,试管婴儿技术产生的多胎妊娠占22%。多胎妊娠已成为IVF/ICSI的严重并发症之一。在英国,IVF妊娠者中双胎率达20%,法国为20%～25%,美国则高达25%～40%,是自然妊娠双胎率的十几倍。而双胎妊娠风险为自然妊娠风险的20倍,三胎及三胎以上多胎妊娠风险则上升到400倍,因此减少多胎妊娠的发生必须引起重视。

与多胎妊娠有关的可能因素包括以下几点:①种族。不同种族之间的多胎妊娠发生率差异很大。②遗传因素。有些妇女容易发生多胎妊娠,有家族倾向。③孕妇年龄。多胎发生率随孕妇年龄增加而逐渐升高,至35岁达到顶峰,以后逐渐下降。④产次。产次增加,尤其第4产以后,双胎发生率,明显增加。⑤营养。动物实验证明,增加营养,双胎发生率也增加。⑥血清促性腺激素水平。双胎的发生与血清促性腺激素水平高低有很大的关系。⑦应用避孕药史。应用口服避孕药停药后第1个月双胎较高。

三、多胎妊娠的影响因素

辅助生殖技术中多胎妊娠的发生与植入宫腔内多个胚胎有直接关系。有研究显示,总获卵数越多,优质胚胎数越多,移植的胚胎数越多,多胎妊娠的发生率越高。移植3枚胚胎与2枚胚胎的多胎发生率无明显统计学差异,但均比移植1枚胚胎高。研究发现,双胚胎移植周期中,移植的两个胚胎均为高质量胚胎组的双胎率(57%)显著高于移植的两个胚胎中只有一个高质量胚胎组的双胎率(21%)。

然而,尽管专业人员都了解这种关系,但导致多胚胎移植,继而引起多胎妊娠发生率上升背后的原因是非常复杂的。欧洲人类生殖与胚胎学会在谈论生殖医学中多胎妊娠发生原因时认为,下列问题都可能是因素之一:①IVF的效率仍难以满足人们的要求;②缺乏可靠的预测胚胎生存和种植潜能的方法;③生殖医学中的冻融技术难尽人意;④感情或经济利益驱使医师追求高的妊娠率,从而增加多胎妊娠率;⑤忽视多胎妊娠的围生期结局或缺乏反馈信息;⑥IVF-ET妊娠比出生健康婴儿似乎是更为直观可见的成功标志;⑦缺乏统一的胚胎移植和超排卵治疗的指引与规范的体系。

此外,也有资料提示,辅助孵出技术可能由于改变了透明带结构、功能或孵出的时间,从而有导致单卵双胎发生的可能。

四、多胎妊娠对母婴的危害

多胎妊娠并发症的发生率较单胎妊娠高3~7倍,胎儿及新生儿的发病率及死亡率增加4~10倍。妊娠高血压综合征、低体重儿、胎儿宫内发育迟缓、胎盘早剥、羊水栓塞、宫缩乏力、产后大出血等并发症随胎儿数的增加而增加。研究发现,多胎妊娠较单胎妊娠母亲发生惊厥的相对危险度为6(95%的可信区间4.1~8.9);多胎妊娠较单胎妊娠发生产后出血的相对危险度为3~4.5;妊娠期糖尿病与胎儿数目有关,单胎发生率为3%,双胎为5%~8%,三胎>10%。

据报道,双胎妊娠发生胎儿宫内死亡较单胎增加5倍,在围生期双胎较单胎死亡率增加7倍,而三胎及以上较单胎增加20倍以上。在多胎妊娠中,围生期胎儿死亡率较单胎高,其主要原因为胎儿宫内生长受限,多为低出生体重儿。

很多研究表明,辅助生殖技术特别是某些透明带的操作技术,如显微授精、辅助孵化等,能提高单合子双胎的发生,这就更进一步增加了随着多胎妊娠而产生的围生期发病率。多胎妊娠出生的婴儿在生长发育和健康上有很多危险因素。双胎和三胎发生严重发育障碍的风险较单胎高1.7倍和2.9倍。研究者发现,1.5%的双胎、8%的三胎和43%的四胎中,大脑瘫痪儿比例增加;多胎妊娠出生的婴儿也可表现为其他智力发育迟缓,如语言发育、行为协调等。

五、辅助生殖技术中减少多胎妊娠的政策

辅助生殖技术中减少多胎妊娠的发生,医务人员起到至关重要的作用。IVF-ET过程中通过提高胚胎质量和子宫内膜容受性从而提高胚胎植入率,减少胚胎移植数目,降低多胎妊娠的发生率,彻底摒弃通过增加移植胚胎数目而提高妊娠率的做法。

(一)严格掌握超排卵治疗的指征

对于单纯促排卵周期促性腺激素的应用宜低剂量起步,当卵泡数>3个,如果条件允许即转为试管婴儿周期,否则取消周期;促性腺激素应用后多胎妊娠的风险为25%,因此要严格控制其使用。给予低剂量促性腺激素的目的是保持生理卵泡选择机制,其单卵排出率较高,但妊娠率稍有下降。研究显示,多胎妊娠与年龄、输卵管性不育、尿促卵泡素低剂量使用呈负相关,而与优良胚胎的移植数呈正相关。

(二)选择性单胚胎移植

降低多胎妊娠最有效的措施就是进行单胚胎移植。然而单胚胎移植造成的妊娠率下降制约了该项技术的运用。一项荟萃分析结果表明,移植一个卵裂期胚胎的多胎妊娠率比移植两个卵裂期胚胎明显下降,但临床妊娠率也随之下降;非选择性施行单胚胎移植,尽管多胎妊娠率得到了有效控制,但其继续妊娠率也显著下降;双胚胎移植的继续妊娠率、活产率要显著高于单胚胎移植。因此,卵裂期单胚胎移植无法解决既要提高妊娠率又要减少多胎妊娠发生率的问题。

囊胚是卵裂期胚胎之后的一个重要发育阶段,其在形态学及基因调控方面出现了巨大的变化。囊胚移植较卵裂期胚胎移植更有优势:①提高胚胎-子宫内膜的同步性,更符合生理性着床过程。②淘汰具有遗传缺陷及发育潜能差的胚胎。延长体外培养时间对胚胎具有筛选作用,只有50%的优质胚胎能发育至囊胚期,而非优质卵裂期胚胎的囊胚形成率仅为20%,部分存在染色体异常的胚胎无法发育至囊胚期。研究显示,高龄女性(>36岁)中,59%的卵裂期优质胚胎的染色体为非整倍体,当胚胎延长培养至囊胚期时,优质胚胎中非整倍体的发生率下降为35%。③囊胚移植的实施时间处于黄体中期,此时女性生殖道宫颈黏液减少,有利于移植的操作,且子宫收缩明显减少,大大减少了胚胎排出体外的机会。④囊胚期胚胎较卵裂期胚胎体积更大,较难移向输卵管,可降低异位妊娠的发生。综上所述,囊胚移植能显著提高胚胎种植率及临床妊娠率,这为单胚胎移植提供了理论依据。

(三)如何选择适宜的对象是关键

早期大量研究表明,对所有患者或既往存在ART治疗失败的患者无选择性地行囊胚移植,其临床妊娠率及活产率与卵裂期胚胎移植相比并无优势,且胚胎冷冻率显著下降,增加了患者的心理及经济负担。大型的荟萃分析显示:囊胚移植组较卵裂期ET组具有更高的种植率,但因为囊胚移植组延长了体外培养时间,导致增高了移植取消率,两组间的临床妊娠率及活产率差别并无统计学意义;而近期的报道则认为,在预后较好的年轻患者中,囊胚移植能显著改善ART治疗的临床结局。因此,如何选择合适的人群行囊胚移植至关重要。大量研究报道仅将选择性单囊胚移植适合人群界定为年轻、预后较好的患者。囊胚形成数量与$D_3$8-细胞的胚胎数量有关,$D_3 \geqslant 3$个8-细胞胚胎,可避免因无囊胚形成而取消移植的风险。但胚胎形态学并不能完全预测染色体的正常与否,现在普遍认为,没有一种准确的方式可预测胚胎的发育潜能,且随着女性年龄的增大,形态正常胚胎中染色体非整倍体发生率增加。因此,女性年龄、卵巢储备功能、D_3优质胚胎数目及既往ART治疗史,均为界定适宜囊胚移植的标准之一。预后较好的纳入标准主要包括以下几个因素:女性年龄、≤3个ART治疗周期、卵巢功能正常、FSH≤12~15U/mL、存在一定量的D_3优胚(3~5个)。对<40岁、D_3时8-细胞胚胎数>3个的患者行囊胚移植时,种植率及临床妊娠率显著高于D_3卵裂期胚胎移植的患者。现在尚未形成囊胚移植的统一标准,各个生殖中心应根据自身的囊胚培养系统及囊胚形成率制定相应的纳入标准。可以根据移植胚胎的质量和女方年龄制订出简化而实用的指导胚胎移植策略,即个体化的移植政策,尽可能降低多胎妊娠率而不降低总的临床妊娠率:多胎高危人群≤35岁的妇女,首先进行高质量的双胚胎移植(如果没有可移植的高质量胚胎,可适当增加胚胎移植数),以最大限度地降低高序列多胎妊娠,并逐渐过渡到为降低双胎妊娠率而进行选择性单胚胎移植。

(四)多胎减胎术

减胎术分为选择性减胎术和多胎减胎术。选择性减胎术是减灭有畸形或基因缺陷的胎儿;多胎减胎术是作为出现多胎后改善妊娠结局的补救措施。

减胎途径一般有3种操作途径:①经阴道途径。适用于早期妊娠,孕5~12周。②经腹壁减胎。适用于中期妊娠减胎,孕12周及以上孕周进行。③经宫颈减胎。因其并发症较多,现已少用。

妊娠早期多胎妊娠减胎术已在国内、外广泛开展,而经腹妊娠中期的选择性减胎术,国内仅有部分医院能够开展。1978年瑞典首次报道1例双胎妊娠其中一胎患Hunter综合征的经腹部减胎,中山医科大学附属第一医院在国内首次报道了选择性减胎术应用于妊娠中期获得成功。

1.适应证。多胎妊娠(双胎及双胎以上);多胎妊娠,一胎畸形;双胎妊娠,有异常分娩史,高龄孕妇,或自愿减一胎者。

2.禁忌证。诊断不明确;有先兆流产征象;全身或局部有急性炎症表现。

3.术前检查。B超,凝血功能(PT全项),血、尿常规,肝、肾功能,ECG,有关传染病各项检查。

4.术前用药。术前1d开始口服硫酸舒喘灵片2.4mg/次,每8小时1次;术前30min或术后静脉滴注抗生素,术后再应用1d。术前30min肌内注射哌替啶100mg镇痛。

5.早期妊娠减胎术。

(1)早期妊娠减胎术时机:应选择在怀孕5~12周或胚芽在8~12mm时进行。此时胚胎较小,可吸出全部或部分胚胎组织;此时孕囊体积较小,羊水量亦少,术中和术后宫腔体积及压力变化不明显,诱发宫缩概率较小;由于胎儿组织小,灭活后可完全自溶吸收,对母体凝血功能无明显影响。

(2)早期妊娠减胎术的方法:通常采用抽吸法,减胎术前再次确认孕囊、胎心数。患者取膀胱截石位,生理盐水消毒外阴,碘附擦洗阴道。阴道B超下观察子宫内孕囊、胚芽数量、大小及在宫腔内的位置,胎心数量,选择减胎对象,一般为发育欠佳和(或)位置接近阴道壁易于穿刺者。用穿刺针刺入胎芽,缓慢升高负压无羊水流出,快速升高负压见孕囊内组织突然消失或明显缩小,内无胎心搏动,拔针,将吸出物置倒置显微镜下观察,见到体节或胎心,视为减胎成功。胎儿较大时也可采用注药法:注入1~2mL的10%的KCl,B超下观察5min,见胎心胎动消失后退出孕囊,观察5min无复跳后拔针。若需减2胎或2胎以上,则重复上述过程。术毕检查穿刺点有无出血,若有则无菌纱布压迫止血,术后继续住院保胎,并预防性应用抗生素。

(3)早期妊娠减胎术的注意事项:如需减灭第2胎或第3胎时可不必拔针,仅适当转动探头改变方位即行连续穿刺;穿刺结束后观察胎心搏动情况,同时注意宫腔内有无新暗区形成;术后抗炎、应用保胎药物及加强随访。

(4)早期减胎术的优点:妊娠组织少,手术时间短;穿刺路径较短,目标较明确,误伤其他胚囊、肠管或血管的危险性小;继发感染可能性也极小。

6.中期妊娠减胎术。

(1)中期妊娠减胎术适应证:早期妊娠漏诊的多胎妊娠;多胎妊娠时胎儿形态结构异常、染色体异常和部分遗传病,如无脑畸形、无心畸形、双胎生长发育不一致、严重双胎输血综合征、唐氏综合征、染色体易位或缺失等;双胎中孕早期一胎出现胎膜早破的胎儿,避免因羊水长时间渗漏引起的感染;凡是通过产前诊断技术诊断有异常的胎儿(如胎儿形态结构异常、染色体异常和部分遗传病等),只要影响到正常胎儿的预后(如引起羊水过多或内脏外翻、脊膜膨出等),均可对异常胎儿施行选择性减胎术。

(2)中期妊娠减胎术的时机:妊娠中期的选择性减胎国内、外已有报道,原则上整个孕期都可以进行选择性减胎术;多数认为,在妊娠中期进行选择性减胎是安全的。

(3)中期妊娠减胎术的方法:20世纪80年代中期提出经腹胚胎穿刺注射KCl减胎术,并发症相对较少,现普遍使用。

(4)中期妊娠减胎术的药物准备:抽取0.08mg/mL维库溴铵(胎儿肌松药)2mL,抽取10%氯化钾6mL备用。10%氯化钾用量:胎儿<16孕周,每个胎儿用2mL;>16孕周,每个胎儿用3~5mL。

（5）中期妊娠减胎术的操作步骤：患者取平卧位，连接心电监护仪，建立静脉输液通道。腹部B超探查孕囊数、胎心数、胎盘位置，选择位于宫底、接近腹壁胎儿或发育异常胎儿为减灭对象。碘附消毒皮肤，在B超引导下，由腹部穿刺架内孔（25°穿刺导线）进针，胎心部位位于穿刺线上，穿刺针垂直腹壁进针，依次穿刺腹壁各层和子宫壁进入减灭的胎囊，刺入胎儿心脏，回抽见到胎儿血液后立即注入配制的仙林溶液2mL，可见胎动减弱、胎儿下沉，随即注入10%氯化钾溶液，根据胎儿孕周决定注入量，可观察到胎心搏动停止，继续保留穿刺针位于胎儿心脏部位，观察10min胎心仍无复跳，退穿刺针于羊膜腔，抽吸羊水（可尽量抽取羊水），若所减胎儿位置非最下方胎儿，可不抽取羊水。退针，用无菌纱布敷盖穿刺部位。术中须严密观察，尤其注意心率、血压变化。

7.术后处理及随诊。严密观察患者一般情况、有无腹痛及阴道出血，术后至少观察30min，继续应用保胎药及1日抗生素。术后第3天、第7天及第14天行彩超和凝血功能检查，了解减胎效果和凝血功能。孕期按高危妊娠加强产前检查。孕早期减胎者继续应用黄体支持药物，孕16～18周超声检查了解胎儿发育情况及有无畸形。中晚期减胎术后每半个月复查B超和凝血功能。

8.减胎术注意事项。

（1）术前需让患者夫妇了解减胎过程，本着知情、自愿的原则，与其夫妇签订《减胎术知情同意书》。一般保留两个胚胎或胎儿。

（2）手术者责任心要强，动作要稳、准，力争一次成功。

（3）术中需观察保留胚胎或胎儿情况，并告知患者。

（4）中、晚期减胎术后，每半个月复查B超和凝血功能。

第三节 辅助生殖技术手术副损伤

辅助生殖技术中主要应用于临床的手术操作为经阴道超声引导下穿刺取卵术，这一侵入性步骤有可能导致一些并发症的发生，其中有些并发症可能是非常严重甚至危及生命的，因此为了正确诊断和有效紧急处理，必须了解其发生的原因。主要并发症是阴道壁、卵巢或其他盆腔血管的出血、盆腔感染及相关盆腔组织损伤，如肠管与尿道。

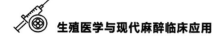

一、出血

阴道超声引导下穿刺取卵术术后的出血多见为阴道出血、腹腔内出血两种类型。取卵后8.6%的病例有阴道出血，但出血量超过100mL的发生率为0.8%，腹腔内出血发生率为0.06%~0.5%。

(一)阴道出血

常见原因是阴道壁、宫颈穿刺点部位针眼出血，或穿刺针经过阴道壁血管引起，少数由于穿刺针针尖划伤阴道壁或宫颈引起。阴道壁或宫颈穿刺点的少量出血可用纱布压迫止血，2~4h内取出即可；出血量多时，可用血管钳短时钳夹止血即可，如果阴道出血量较多，纱布压迫止血甚至血管钳钳夹均难以奏效时，应暴露出血部位，缝合止血。患者通常无明显不适，取卵结束时仔细检查均可及时发现、及时处理，但需要安抚患者由于出血引起的恐惧情绪。

(二)盆、腹腔内出血

盆、腹腔内出血的原因主要为卵巢表面穿刺点出血、穿刺针针尖划伤盆腹腔内其他脏器或腹膜表层；较少见错误地将血管的B超横切面当成卵泡，穿刺针误入血管造成大出血。导致穿刺针误入血管的原因，一方面与技术操作人员的超声诊断学知识不足和技术不够熟练有关；另一方面可能与患者盆腔内脏器解剖位置变异或严重粘连等因素有关。此外，严重的腹腔内出血还与不孕症患者自身患有某些血液系统疾病有关，这需要术前的血常规以及凝血常规检查及早诊断，如有异常需提前采取措施预防出血，临床表现主要为急腹症症状，出血量多时可引起休克，危及生命，因此，怀疑腹腔内出血需要严密观察患者的生命体征、腹部体征，超声检查可以协助诊断、粗略估计出血量的多少。

穿刺损伤血管导致严重的腹腔内出血，一般在取卵后2~4h出现症状和体征，而腹膜后出血症状和体征发生相对较晚。因此，术后应卧床休息，严密观察血压、脉搏等生命体征。如发现进行性的贫血症状和体征，尤其是伴有乏力、头晕、呼吸急促或持续心动过速，应考虑可能有腹腔内出血的存在，须及时行血常规检查和阴道超声检查，评估盆腔积液量、腹腔内血凝块或腹膜后血肿。出血较少且出血已经停止的可以选择非手术治疗，给予药物止血和抗生素预防感染，但需要注意积血引起继发性盆腔感染的发生；出血较多或出血仍在继续、血容量持续下降、急腹症加重，应进行诊断性腹腔镜检查或剖腹探查，以及时发现出血点,及时止血;超排卵后卵巢体积增大、组织脆性增大,手术中应尽量避免卵巢上的操作,尽量电凝止血,避免缝合。

(三)预防

取卵术者应熟悉盆腔解剖结构与盆腔重要脏器、血管位置的超声图像特征。穿刺时不宜反复进、出针,尽可能减少穿刺次数。分辨清卵巢的边缘,对于卵巢边缘的卵泡穿刺前应进行超声垂直交叉扫描观察,卵巢外的结构特别是管样结构勿穿刺,注意勿将盆腔血管的横断面误认为卵泡样结构;如卵巢周围炎性粘连,将卵巢粘连于远离阴道壁的位置,取卵时穿刺针必须进入较深的距离时,操作者必须注意穿刺针的整个行程。

二、感染

(一)感染的发生率及影响因素

盆腔感染是经阴道取卵术的并发症之一。文献报道,其发生率为0.4% ~ 1.3%。术后并发感染主要有盆腔炎、输卵管卵巢脓肿、腹膜炎、术后不明原因发热及骨髓炎等,其中,输卵管卵巢脓肿最为多见,对患者危害最严重;输卵管卵巢脓肿与以下高危因素密切相关:卵巢子宫内膜异位囊肿、既往有盆腔炎、盆腔粘连和盆腔手术史等。

(二)感染的发生影响IVF成功率

虽然明显的发热、持续性下腹痛、尿频、尿痛、排尿困难或阴道出血等症状和体征不常见,但隐匿性、亚临床型的细菌感染并不少见,这种感染可能会影响IVF成功率,尤其是胚胎着床的成功。细菌感染引起局部炎症反应,可以产生特异性的抗体,导致机体免疫反应,破坏生殖系统生态平衡导致妊娠失败;炎症性的发热甚至会引起胚胎细胞损伤,抑制细胞有丝分裂、增殖和迁徙,最终导致胚胎细胞死亡。

(三)经阴道取卵术引起感染的可能机制

1.穿刺时将阴道的病原菌带入卵巢。穿刺针经过宫颈、阴道时,将污染物通过阴道带入卵巢,引起附件的炎症。有学者比较穿刺取卵前用1%碘附消毒阴道再用生理盐水冲洗阴道与不用消毒剂而只用生理盐水冲洗阴道的妊娠结局,发现使用消毒剂进行阴道准备显著降低了IVF-ET治疗的妊娠率。目前,各生殖中心都只采用生理盐水术前阴道灌洗,而避免多次经阴道穿刺、尽量减少对卵巢穿刺次数可能是预防盆腔感染的主要措施。

2.曾经患有盆腔炎性疾病。许多接受IVF的患者,尤其是输卵管性不孕患者,存在生殖器官或盆腔慢性炎症,经阴道取卵操作使感染复发的危险升高。对既往有PID患者是否预防性应用抗生素、应用抗生素类型、剂量、给药途径和时间等问题,目前尚有争议。此外,盆腔粘连,特别是输卵管积水和子宫内膜异位症合并卵巢巧克力囊肿患者,取卵穿刺后易并发盆腔脓肿的形成,取卵时应避免同时穿刺输卵管积水和卵巢巧克力囊肿,降低盆腔炎的发生率。

3.直接的肠道穿刺损伤。取卵后盆腔炎偶尔也见于穿刺损伤肠管所致。

(四)处理及预防

取卵后感染患者多表现为腹痛、发热、白细胞升高,红细胞沉降率和C反应蛋白升高;子宫直肠窝或附件区包块;出现急性腹膜炎的症状则考虑已经发生脓肿破裂;伴有无痛性阴道流液可能是脓肿侵入阴道形成瘘管。静脉应用抗生素、加强营养支持是治疗的关键。34%~87.5%的患者通过内科非手术治疗,可使病情得到治愈。当脓肿直径>8cm或对药物治疗不敏感时,需要进行脓肿引流,可在超声引导下经阴道或经腹壁穿刺,必要时在腹腔镜下或直接进腹行脓肿切开引流或切除感染的输卵管。有研究表明,穿刺取卵后移植日如发现PID征象,患者移植胚胎后往往出现妊娠失败的结局。因此,对胚胎移植前有感染征象的患者,建议本周期放弃胚胎移植,将胚胎冻存待以后进行移植。

术前有明显生殖道感染及身体其他部位明显感染,应视为手术禁忌证,应暂缓该周期治疗。取卵术前注意外阴、阴道、宫颈的清洁和冲洗。术中应用生理盐水彻底清洗阴道,尤其需注意隐匿部位,如阴道穹窿部。手术时尽量减少重复的阴道穿刺次数,避免损伤肠管有助于减少手术后感染的发生。是否预防性应用抗生素尚有争议,有作者认为,预防性抗生素的使用不仅不能减少盆腔感染率,而且可能产生不良反应,甚至造成耐药性的产生。但若存在感染的高危因素,如术中同时行输卵管积水、卵巢囊肿穿刺,围手术期应用抗生素,有助于减少术后发生感染的概率。

三、脏器损伤

经阴道取卵术后的盆腔脏器损伤主要是由于患者盆腔脏器解剖位置变

异、盆腔严重粘连以及术者技术操作不熟练等因素造成的。而不孕症患者盆腔解剖结构异常、盆腔严重粘连的发生率显著高于正常人群,损伤风险增加。如盆腔慢性炎症使卵巢粘连于子宫的某一部位或盆腔的某个部位,取卵时穿刺针有可能必须经子宫或膀胱才能达到卵巢,这时子宫和膀胱受损则不可避免。有报道出现过穿刺取卵后的阑尾炎、输尿管损伤;甚至有报道取卵术后一侧下肢麻痹和感觉异常,推测受损原因可能是由于穿刺直接损伤腰骶部神经丛或损伤血管引起神经受压所致。

手术前应排空膀胱,手术时遵守操作规程,操作仔细,尽量避开风险因素。对于远离阴道壁位置较深的卵巢,操作者必须仔细观察穿刺针可能经过的整个行程,应特别注意避开宫旁管道样结构。进针路径尽量不经膀胱,如卵巢位置特殊必须经膀胱时,争取1次或2次内完成,术后增加液体入量,嘱患者多排尿,并严密观察,注意有无血尿,必要时留置导尿。部分患者卵巢粘连于子宫后方,必须经宫体进行穿刺,可选择直径较小的穿刺针,宜1次或2次完成,应尽量避免穿刺针经过子宫内膜。

四、卵巢扭转

卵巢扭转的发生率为0.13%,好发于OHSS周期和妊娠后。取卵术后导致不良后果以至于需要手术治疗的卵巢扭转比较少见,但是在临床上有许多隐匿性的或者一过性的卵巢扭转,在采取一定非手术治疗措施后,预后较好。超排卵刺激使得卵巢体积增大,取卵后可能发生卵巢部分卵泡内出血,造成增大的卵巢重心偏移,当突然改变体位时使卵巢发生扭转。若为完全性扭转,首先发生静脉血回流完全受阻,继而动脉血流受阻,可发生卵巢内血管破裂、出血,致使卵巢体积急剧增大甚至破裂。卵巢扭转的临床表现缺乏特异性,由此临床上容易忽略体征变化,导致病程继续发展到卵巢坏死甚至破裂的程度,对患者造成极大的影响和打击。经阴道取卵后,若出现严重的一侧下腹部疼痛而其他原因不能解释时,应考虑有卵巢扭转的可能。体位改变过快是诱发卵巢扭转的因素之一,患者诉大、小便及翻身后一侧下腹部突发疼痛,常局限于患侧,呈进行性加重,疼痛可以放射到患侧背部或大腿,伴有恶心、呕吐等症状,部分可能出现便秘。妇科检查在病变侧多可触及增大疼痛的卵巢,伴有压痛,腹膜刺激症状明显;少部分患者可以出现低热、肠鸣音降低,但缺乏特异性体征。发生不全扭转时,扭转的卵巢可自行复位,腹痛随即缓解。卵巢扭转时超声检查常显示为一侧附件区异常的团块状回声，形态多显示规则，边缘清晰，内部回声不均匀，盆腔内多数无积液，结合患者急性下腹部疼痛而得到卵巢扭转的诊断。而超声多普勒检查显示，扭转的卵巢根部有无血流存在对选择治疗方法有重要意义。超声检查显示，困难而又确需排除卵巢扭转时，可以采用CT检查或腹腔镜检查，尤其是腹腔镜检查，对确定卵巢扭转有重要意义。

卵巢扭转一旦确诊，应根据病史、临床表现、扭转卵巢的血液供应状况和患者的全身情况选择治疗方案。卵巢扭转若发生于移植前，可将胚胎冻存以待解冻移植；若发生在胚胎移植后，当彩色多普勒提示患侧卵巢血流减少，考虑卵巢不完全扭转时，可以在住院密切观察下屈腿卧床休息，定期复查彩色多普勒和血象，了解卵巢大小、血流情况以及血象变化；扭转卵巢自然复位后，血流恢复正常，腹痛自行缓解；若患者腹痛无好转，多普勒检测患侧卵巢血流明显减少或无血流，不能排除卵巢完全扭转时，应急诊手术治疗，术中根据扭转卵巢有无坏死决定手术方式，若扭转时间不长，卵巢未坏死，应尽量保留卵巢，可以实施穿刺卵巢放液、缩小卵巢体积、扭转卵巢回复，并行卵巢固定术，以防再次发生卵巢扭转；若卵巢已发生坏死，呈紫黑色，可以在直视下或腹腔镜下行输卵管卵巢切除术，术后应注意保胎治疗。

尽管辅助生殖技术是新生技术，发展几十年的过程中出现各种并发症的概率和风险远远低于妇产科手术，但是正是由于发展的时间尚短，大部分患者均为年轻患者，并发症较少，容易使医务工作人员放松对各种并发症的警惕性。但若一旦发生，患者常常不能够接受，故在进行治疗之前，与患者进行良好的沟通，告知其治疗的风险、并发症的可能性，同时我们医务工作者需要采取正确的预防及治疗措施，这样才能确保我们更加无障碍地进行医疗工作。

第四章　现代麻醉概述

第一节 麻醉科的结构和内涵

一、麻醉的分类

麻醉的分类多按麻醉方法进行分类,随着麻醉学的进展,人们又根据不同手术患者的病理生理特点进行亚麻醉学科分类。

(一)麻醉方法分类

1.全身麻醉。麻醉药通过吸入、静脉进入体内,抑制中枢神经系统使神志消失,统称全身麻醉,简称全麻。具体可分为以下几种。

(1)吸入麻醉:应用气体或挥发性麻醉药吸入肺内达到全身麻醉。

(2)静脉麻醉:应用静脉麻醉药静脉注射达到全身麻醉。

(3)肌肉麻醉:药物经肌内注射后被机体吸收达到神经系统发挥麻醉效应。

(4)直肠麻醉:药物经直肠灌注而发挥麻醉效应。

(5)基础麻醉:患者在入手术室前先行肌内注射或肛内注入适量麻醉药使意识消失,有利于入室后诱导平稳,多用于小儿患者。

2.局部麻醉。使用局麻药阻滞脊神经、神经丛或神经末梢,产生神经支配区域的麻醉而不影响患者意识状态。具体可分为以下几种。

(1)脊椎及硬膜外阻滞:①蛛网膜下隙阻滞麻醉;②硬膜外阻滞麻醉(含骶管阻滞)。

(2)神经丛阻滞:如颈丛、臂丛神经阻滞。

(3)神经干阻滞:如肋间神经、坐骨神经阻滞等。

(4)区域神经阻滞及局部浸润麻醉。

(5)表面麻醉:黏膜下末梢神经阻滞。

(6)局部静脉:肢体阻断循环后局部静脉注入局麻药。

3.复合麻醉。复合麻醉具体可分为:①吸入复合麻醉;②静吸复合麻醉;③全凭静脉复合麻醉;④局麻—全麻复合麻醉;⑤低温麻醉及神经安定镇痛麻醉。

(二)亚麻醉学科分类

亚麻醉学科在国内外教学医院或大的医疗中心按各专科手术的特性进行此分类,通常分为小儿麻醉、产科麻醉、心血管麻醉、胸科麻醉、颅脑外科麻醉及口腔颌面外科麻醉等。专科麻醉有利于提高麻醉质量及效率。

二、麻醉科的结构及内涵

(一)麻醉科门诊

麻醉学属临床医学二级学科。麻醉科是医院的一级临床科室,麻醉科主任在院长领导下工作。凡以临床麻醉、重症监测治疗(ICU)和疼痛诊疗等为主要工作内容的麻醉科也可更名为麻醉与重症医学科。

麻醉科的工作任务包括临床医疗、教学与科研等方面。一个符合二级学科内涵的麻醉科应由麻醉科门诊、临床麻醉、麻醉恢复室(RR)及ICU、疼痛诊疗和实验室等部门组成。麻醉科的建设虽应根据医院规模及其所承担的工作任务不同而有所区别,但各级医院均应努力按二级学科的内涵加以健全与提高。

随着医院管理工作的进步,特别是为保证质量、提高效率和减轻患者负担,麻醉科门诊将成为医院门诊工作的重要组成部分。麻醉科门诊的主要工作内容如下:

1.麻醉前检查与准备。为缩短患者的住院周期,保证麻醉前充分准备,凡拟接受择期手术的患者,在手术医师进行术前检查与准备的基础上,入院前应由麻醉科医师在麻醉科门诊按要求做进一步的检查与准备。其优点是:①患者入院后即可安排手术,甚至在当日即可安排手术,可显著缩短住院日期,提高床位周转率;②可避免因麻醉前检查不全面而延迟手术,造成患者不必要的精神痛苦与经济损失;③杜绝手术医师与麻醉医师因对术前准备项目意见或观点不一致而发生争执;④患者入院前麻醉科已能了解到病情及麻醉处理的难度,便于恰当地安排麻醉工作。麻醉前检查与准备工作目前均在病房进行,随着医院现代化进程的加速,有条件的医院应逐步将这一工作转移到门诊。

2.麻醉后随访或并发症的诊断与治疗,特别是麻醉后并发症由麻醉科医师亲自诊治是十分必要的。目前的情况是:一方面某些并发症(如腰麻后头痛)辗转于神经内、外科或其他科室诊治而疗效不理想;而另一方面麻醉科医师却无机会对这些患者进行诊疗,随着麻醉科门诊的建立这些情况将不再发生。

3.麻醉前会诊或咨询。

4.疼痛诊疗可单独开设疼痛诊疗门诊或多学科疼痛诊疗中心,并可建立相应的病房。

5.呼吸治疗、药物依赖戒断(戒毒)等。凡利用麻醉学的理论与技术(包括氧疗及各种慢性肺部疾患患者的辅助呼吸治疗)进行的各种治疗也可称麻醉治疗学,麻醉治疗学是麻醉科的重要内容之一。

(二)临床麻醉

临床麻醉的工作场所主要在手术室内,目前已拓展到手术室外,如导管室、介入治疗室及各种内镜检查等。在规模较大、条件较好的麻醉科,应建立临床麻醉的分支学科(或称亚科),如心血管外科、胸外科、脑外科、产科和小儿外科麻醉等,以培养专门人才,提高专科麻醉的医疗质量。

1.临床麻醉的主要工作内容。临床麻醉的主要工作内容包括以下几方面。

(1)对患者进行术前检查、病情评估与准备。

(2)为手术顺利进行提供基本条件,包括安定、无痛、无不愉快记忆、肌松并合理控制应激反应等。

(3)提供完成手术所必需的特殊条件,如气管、支气管内插管,控制性降压,低温,人工通气及体外循环等。

(4)对手术患者的生命机能进行全面、连续、定量的监测,并调节与控制在正常或预期的范围内,以维护患者的生命安全。应当指出,对患者生命机能进行监测与调控已是临床麻醉的重要内容,因此,麻醉科不仅必须配备有完备与先进的仪器与设备,更要不断提高麻醉科医师的知识、素质与能力,只有这样才能进行及时准确的判断与治疗。

（5）开展术后镇痛工作，预防并早期诊治各种并发症，以利术后顺利康复。

（6）积极创造条件，开展"手术室外麻醉"和"非住院患者的麻醉"，以方便患者、节约医疗资源，但要有准备地实施，实施前必须建立相应的规范与制度，以确保患者安全。

2.临床麻醉常用方法。临床麻醉的方法（技术）及其使用的药物虽然众多，根据麻醉药作用于神经系统的不同部位，概括起来可分为局部（区域）麻醉和全身麻醉两大类，临床麻醉方法分类如表4-1所示。

表4-1　麻醉药作用于不同神经部位与麻醉方法分类

分类	麻醉方法	给药方式	作用的部位
全身麻醉	吸入全麻	吸入、静脉注射	中枢神经系统
	静脉全麻	肌内注射	
		直肠灌注	
局部（区域）麻醉	蛛网膜下隙阻滞	局麻药注入蛛网膜下隙	蛛网膜下脊神经
	硬膜外阻滞	局麻药注入硬膜外隙	硬膜外脊神经
	神经干（丛）阻滞	局部麻醉药注入神经干（丛）	神经干（丛）
	局部浸润麻醉	局麻药局部浸润	皮肤、黏膜神经末梢

局部浸润麻醉是指沿手术切口线分层注射局麻药，阻滞组织中的神经末梢。

目前已较少使用单一的药物或单一的方法进行麻醉，临床上使用较多的是复合麻醉或称平衡麻醉和联合麻醉，复合麻醉指同时使用两种或两种以上麻醉药和（或）辅助药物以达到麻醉的基本要求，可以减少单个药物的用量及副作用。联合麻醉指同时使用两种或两种以上方法以达到麻醉的基本要求，以能取长补短综合发挥各种方法的优越性。例如，使用镇静、麻醉镇痛与肌松药进行静脉复合全麻，又如全身麻醉与硬膜外阻滞麻醉联合应用等。

（三）麻醉恢复室

麻醉恢复室（RR）是手术结束后继续观察病情，预防和处理麻醉后近期并发症，保障患者安全，提高医疗质量的重要场所。RR应配备有专门的护士与医师管理患者，待患者清醒、生命体征稳定后即可送回病房。若患者病情不稳定，如呼吸、循环功能障碍者应及时送入ICU。RR可缩短患者在手术室停留时间、利于接台手术以提高手术台利用率，也有益于病房管理。

(四)ICU

凡由麻醉科主管的 ICU 也可称麻醉科 ICU(AICU),AICU 主要针对手术后患者,是围术期危重病诊治、保障重大手术安全、提高医疗质量的重要环节,是现代高水平、高效益医院的必然产物。ICU 的特点是:①配备有先进的设备以能对患者生命机能进行全面、连续和定量的监测;②具备早期诊断及先进的治疗设备与技术;③采用现代化管理,因而具有高工作效率和抢救成功率;④拥有一支训练有素的医疗护理队伍。

进入 ICU 的患者由麻醉科医师和手术医师共同负责,麻醉科医师的主要任务是:对患者进行全面、连续、定量的监测;维护患者的体液内稳态;支持循环、呼吸等功能的稳定;防治感染;早期诊治各种并发症及营养支持等。手术医师侧重于原发病和专科处理。待患者重要脏器功能基本稳定后即可送回原病室。

(五)疼痛诊疗

疼痛诊疗是麻醉科工作的重要组成部分,工作内容主要包括术后止痛及急、慢性疼痛的诊断与治疗。应当强调疼痛诊疗的多学科性和临床诊断的重要性,因此,从事疼痛诊疗医师必须有扎实的临床功底,必须具有麻醉科主治医师的资格再经规范化住院医师专业培训后才能准入。

第二节 病情估计分级

根据麻醉前访视结果,将病史、体格检查和实验室检查资料,联系手术麻醉的安危,进行综合分析,可对患者的全身情况和麻醉耐受力做出比较全面的估计。美国麻醉医师协会(ASA)于 1941 年曾将患者的全身体格健康状况进行分级,最初分为 7 级,1963 年又重新修正为 5 级,其分级标准见表 4-2。第 1、2 级患者,其麻醉耐受力一般均良好,麻醉经过平稳。第 3 级患者,对接受麻醉存在一定危险,麻醉前需尽可能做好充分准备,对麻醉中和麻醉后可能发生的并发症要采取有效措施,积极预防。第 4、5 级患者的麻醉危险性极大,充分细致的麻醉前准备更重要。ASA 分级法沿用至今已数十年,对临床工作确有其一定的指导意义和实际价值,但其标准较笼统,有时在掌握其界线上可遇到问题。

表4-2　ASA病情估计分级

分级	标准
第1级	正常健康
第2级	有轻度系统性疾病
第3级	有严重系统性疾病,日常活动受限,但尚未丧失工作能力
第4级	有严重系统性疾病,已丧失工作能力,且经常面临生命威胁
第5级	不论手术与否,生命难以维持24h的濒死患者

注:如系急症,在每级数字前标注"急"或"E"字

我国根据患者对手术麻醉耐受力的临床实践经验,将患者的全身情况归纳为两类4级,详见表4-3。对Ⅰ类患者,术前无须特殊处理,或仅作一般性准备,可接受任何类型手术和麻醉。对Ⅱ类患者必须对营养状况、中枢神经、心血管、呼吸、血液(凝血机能)、代谢(水、电解质代谢)及肝、肾功能等做好全面的特定准备工作,方可施行麻醉和手术。必要时宜采取分期手术,即先做简单的紧急手术,例如大出血止血、窒息气管造口、坏死肠襻处置等,待全身情况得到改善后再进行根治性手术。

表4-3　手术患者全身情况分级

类级		全身情况	外科病变评级	依据重要生命器官	麻醉耐受力估计
Ⅰ	1	良好	局限,不影响或仅有轻微全身影响	无器质性病变	良好
	2	好	对全身已有一定影响,但易纠正	形态有早期病变,但功能仍处于代偿状态	好
Ⅱ	1	较差	对全身已经造成明显影响	有明显器质性病变,功能接近失代偿,或已有早期失代偿	差
	2	很差	对全身已有严重影响	有严重器质性病变,功能已失代偿,需经常内科支持治疗	劣

第三节 麻醉前准备

一、麻醉前一般准备

对麻醉耐受力良好的Ⅰ类1级患者,麻醉前准备的目的在于保证手术安全,使手术过程更顺利,术后恢复更迅速。对Ⅰ类2级患者,还应调整和维护全身情况及重要生命器官功能,最大限度地增强患者对麻醉的耐受力。对Ⅱ类患者,除需做好一般性准备外,还必须根据个别情况做好特殊准备。麻醉前一般准备工作包括以下几方面。

(一)精神状态准备

手术患者不免存在种种思想顾虑,或恐惧、紧张和焦急心理。情绪激动或彻夜失眠均可致中枢神经或交感神经系统过度活动,由此足以削弱对麻醉和手术的耐受力。为此,术前必须设法解除思想顾虑和焦急情绪,应从关怀、安慰、解释和鼓励着手,例如酌情将手术目的、麻醉方式、手术体位,以及麻醉或手术中可能出现的不适等情况,用恰当的语言向患者作具体解释,针对存在的顾虑和疑问进行交谈,取得患者信任,争取充分合作。对过度紧张而不能自控的患者,术前数日即开始服用适量安定类药,晚间给睡眠药。

(二)营养状况改善

营养不良致蛋白质和某些维生素不足,可明显降低麻醉和手术耐受力。蛋白质不足常伴低血容量或贫血,耐受失血和休克的能力降低;还可伴组织水肿而降低术后抗感染能力和影响创口愈合。维生素缺乏可致营养代谢异常,术中易出现循环功能或凝血功能异常,术后抗感染能力低下,易出现肺部或创口感染。对营养不良患者,手术前如果时间允许,应尽可能经口补充营养;如果时间不充裕,或患者不能或不愿经口饮食,可通过少量多次输血及注射水解蛋白和维生素等进行纠正,白蛋白低下者,最好给浓缩白蛋白注射液。

(三)适应手术后需要的训练

有关术后饮食、体位、大小便、切口疼痛或其他不适,以及可能需要较长时间输液、吸氧、胃肠减压、胸腔引流、导尿及各种引流等情况,术前可酌情将其临床意义向患者讲明,以争取配合。多数患者不习惯在床上大小便,术前需进行锻炼。术后深呼吸、咳嗽、咳痰的重要性必须向患者讲清楚,并训练正确执行的方法。

(四)胃肠道准备

择期手术中,除用局麻做小手术外,不论采用何种麻醉方式,均需常规排空胃,目的为防止术中或术后反流、呕吐,避免误吸、肺部感染或窒息等意外。胃排空时间正常人为 4~6h,情绪激动、恐惧、焦虑或疼痛不适等可致胃排空显著减慢。为此,成人一般应在麻醉前至少 8h,最好 12h 开始禁饮、禁食,以保证胃彻底排空;在小儿术前也应至少禁饮、禁食 8h,但哺乳婴儿术前 4h 可喂一次葡萄糖水。有关禁饮、禁食的重要意义,必须向患儿家属交代清楚,以争取合作。

(五)膀胱的准备

患者送入手术室前应嘱其排空膀胱,以防止术中尿床和术后尿潴留,对盆腔或疝手术则有利于手术野显露和预防膀胱损伤。危重患者或复杂大手术患者,均需于麻醉诱导后留置导尿管,以利观察尿量。

(六)口腔卫生准备

麻醉后,上呼吸道一般性细菌易被带入下呼吸道,在手术后抵抗力低下的条件下,可能引起肺部感染并发症。为此,患者住院后即应嘱患者早晚刷牙、饭后漱口,有松动龋齿或牙周炎症者需经口腔科诊治。进手术室前应将活动义齿摘下,以防麻醉时脱落,甚或被误吸入气管或嵌顿于食管。

(七)输液输血准备

施行中等以上的手术前,应检查患者的血型,准备一定数量的全血,做好交叉配合试验。凡有水、电解质或酸碱失衡者,术前均应常规输液,尽可能作补充和纠正。

(八)治疗药物的检查

病情复杂的患者,术前常已接受一系列药物治疗,麻醉前除要全面检查药物的治疗效果外,还应重点考虑某些药物与麻醉药物之间存在相互作用的问题,有些容易在麻醉中引起不良反应。为此,对某些药物要确定是否继续使用或调整剂量。例如洋地黄、胰岛素、皮质激素和抗癫痫药,一般都需要继续用至术前,但应对剂量重做调整。对一个月以前曾服用较长时间皮质激素,而术前已经停服者,手术中仍有可能发生急性肾上腺皮质功能不全危象,故术前必须恢复使用外源性皮质激素,直至术后数天。正在施行抗凝治疗的患者,手术前应停止使用,并需设法拮抗其残余抗凝作用。患者长期服用某些中枢神经抑制药,如巴比妥、阿片类、单胺氧化酶抑制药、三环抗抑郁药等,均可影响对麻醉药的耐受性,或在麻醉中易诱发呼吸和循环意外,故均应于术前停止使用。安定类药(如吩噻嗪类药——氯丙嗪)、抗高血压(如萝芙木类药——利血平)、抗心绞痛药(如β受体阻滞药)等,均可能导致麻醉中出现低血压、心动过缓,甚至心缩无力,故术前均应考虑是继续使用、调整剂量使用或暂停使用。

(九)手术前晚复查

手术前晚应对全部准备工作进行复查,如临时发现患者感冒、发热、妇女月经来潮等情况时,除非急症,手术应推迟施行,手术前晚睡前宜给患者服用安定镇静药,以保证有充足的睡眠。

二、麻醉诱导前即刻期准备

麻醉诱导前即刻期是指诱导前10～15min的期间,是麻醉全过程中极重要的环节。于此期间要做好全面的准备工作,包括复习麻醉方案、手术方案及麻醉器械等的准备情况,应完成的项目见表4-4,对急症或门诊手术患者尤其重要。

表4-4 麻醉诱导前即刻期应考虑的项目

项目	准备情况
患者方面	健康现状,精神状态,特殊病情,患者主诉要求,麻醉实施方案,静脉输液途径,中心静脉压监测径路
麻醉器械	氧源,N_2O源,麻醉机,监护仪,气管插管用具,一般器械用具,麻醉药品,辅助药物
手术方面	手术方案,手术部位与切口,手术需时,手术对麻醉的特殊要求,手术体位,预防手术体位损伤的措施,术后止痛要求等
术中处理	预计可能发生的意外或并发症,应急措施,处理方案,手术安危程度估计

(一)患者方面

麻醉诱导前即刻期对患者应考虑两方面的中心问题:①此刻患者还存在哪些特殊问题;②还需要做好哪些安全措施。

麻醉医师于诱导前接触患者时,首先需问候致意,表现关心体贴,听取主诉和具体要求,务使患者感到安全、有依靠,对手术麻醉充满信心。诱导前患者的焦虑程度各异,对接受手术的心情也不同,应分别针对处理。对紧张不能自控的患者,可经静脉注少量镇静药。对患者的义齿、助听器、人造眼球、隐性镜片、首饰、手表、戒指等均应摘下保管,并记录在麻醉记录单。明确有无缺牙或松动牙,做好记录。复习最近一次病程记录(或麻醉科门诊记录),包括:①体温、脉率;②术前用药的种类、剂量、用药时间及效果;③最后一次进食、进饮的时间、内容和数量;④已静脉输入的液体种类、数量;⑤最近一次实验室检查结果;⑥手术及麻醉协议书的签署意见;⑦患者专门嘱咐的具体要求(如拒用库存血、要求术后刀口不痛等);⑧如为门诊手术,落实苏醒后离院的计划。

为保证术中静脉输注通畅及其有效性:①备妥口径合适的静脉穿刺针或外套管穿刺针;②按手术部位选定穿刺径路,如腹腔、盆腔手术应取上肢径路输注;③估计手术出血量,决定是否同时开放上肢及下肢静脉,或选定中央静脉置管并测定中心静脉压。

(二)器械方面

麻醉诱导前应对已经备妥的器械、用具和药品等,再做一次全面检查与核对,重点项目包括如下。

1.氧源及 N_2O 源。检查氧、N_2O 筒与麻醉机氧、N_2O 进气口的连接,是否正确无误;气源压是否达到使用要求。

如为中心供氧,氧压表必须始终恒定在 $3.5kg/cm^2$;开启氧源阀后,氧浓度分析仪应显示100%。符合上述标准,方可采用。如压力不足,或压力不稳定,或气流不畅者,不宜使用,应改用压缩氧筒源。

压缩氧筒压满筒时应为 $150kg/cm^2$,含氧量约为625L。如按每分钟输出氧2L计,1h的输出氧量约为120L,相当于氧压 $29kg/cm^2$。因此,满筒氧一般可使用5.2h左右(氧流量为2L/min时)。

如为中心供 N_2O,气压表必须始终恒定在 $52kg/cm^2$,不足此值时,表示供气即将中断,不能再用,应换用压缩 N_2O 筒源。

压缩 N_2O 筒压满筒时应为 $52kg/cm^2$,含 N_2O 量约为215L,在使用中其筒压应保持不变;如果开始下降,表示筒内 N_2O 实际含量已接近耗竭,因此必须及时更换新筒。

2.流量表及流量控制钮。开启控制钮,浮子应升降灵活,且稳定,提示流量表及控制钮工作基本正常。控制钮为易损部件,若出现浮子升降过度灵敏,且呈飘忽不能稳定,提示流量表的输出口已磨损,或针栓阀损坏,出现关闭不全现象,应更换后再使用。

3.快速充气阀。在堵住呼吸管三叉接口下,按动快速充气阀,贮气囊应能迅速膨胀,说明能快速输出高流量氧,其功能良好,否则应更换。

4.麻醉机的密闭程度与漏气。

(1)压缩气筒与流量表之间的漏气检验:先关闭流量控制钮,再开启氧气筒阀,随即关闭,观察气筒压力表指针,针保持原位不动,表示无漏气;如果指针于几分钟内即降到零位,提示气筒与流量表之间存在显著的漏气,应检修好后再用。同法检验 N_2O 筒与 N_2O 流量表之间的漏气情况。

(2)麻醉机本身的漏气检验:接上述步骤,再启流量表使浮子上升,待贮气囊胀大后,挤压时保持不瘪,同时流量表浮子呈轻度压低,提示机器本身无漏气;如挤压时贮气囊随即被压瘪,同时流量表浮子位保持无变化,说明机器本身存在明显漏气,需检修再用。

检验麻醉机漏气的另一种方法是:先关闭逸气活瓣,并堵住呼吸管三叉接口,按快速充气阀直至气道压力表值升到 $2.9 \sim 3.9kPa(30 \sim 40cmH_2O)$ 后停止充气,观察压力表指针,如保持原位不动,提示机器无漏气;反之,如果指针逐渐下移,提示机器有漏气,此时再快启流量控制钮使指针保持在上述压力值不变,这时的流量表所示的氧流量读数,即为机器每分钟的漏气量数。

5.吸气及呼气导向活瓣。间断轻压贮气囊,同时观察两个活瓣的活动,正常时应为一闭一启相反的动作。

6.氧浓度分析仪。在麻醉机不通入氧的情况下,分析仪应显示21%(大气氧浓度);通入氧后应示100%(纯氧浓度)。如果不符上述数值,提示探头失效或干电池耗竭,需更换。

7.呼吸器的检查与参数预置。开启电源,预置潮气量在 $10 \sim 15mL/kg$ 、呼吸频率 $10 \sim 14$ 次/分、呼吸比 $1:1.5$,然后开启氧源,观察折叠囊的运行状况,同时选定报警限值,证实运行无误后方可使用。

8.麻醉机、呼吸器及监测仪的电源。检查线路、电压及接地装置。

9.其他器械用具。包括喉镜、气管导管、吸引装置、湿化装置、通气道、神经刺激器、快速输液装置、血液加温装置等的检查。

10.监测仪。包括血压计(或自动测血压装置)、心电图示波仪、脉搏血氧饱和度仪、呼气末CO_2分析仪、测温仪、通气量计等的检查。其他还有创压力监测仪及其压力传感器、脑功能监测仪、麻醉气体分析监测仪等。上述各种监测仪应在平时做好全面检查和校验,于麻醉诱导前再快速检查一次,确定其功能完好后再使用。

(三)手术方面

麻醉医师与手术医师之间要始终保持相互默契、意见统一,做到患者安全、麻醉满意和工作高效率。在麻醉诱导前即刻期,必须重点明确手术部位、切口、体位;手术者对麻醉的临时特殊要求,对术中意外并发症的急救处理意见,以及对术后止痛的要求。特别在手术体位的问题上,要与术者取得一致的意见。

三、重要器官疾病的麻醉前评估与准备

麻醉的危险性常因同时并存重要生命器官疾病而明显增高。统计资料指出,手术并发症和死亡,与术前并存心血管、呼吸、血液和内分泌等疾病有密切关系。

(一)心血管疾病

1.心血管病患者的麻醉耐受力估计。先天性心脏病中的房缺或室缺,如果心功能仍在Ⅰ、Ⅱ级,或以往无心力衰竭史者,对接受一般性手术可无特殊困难或危险;如果同时伴肺动脉高压者,则死亡率显著增高,除非急症,一般手术应推迟或暂缓。并存主动脉缩窄或动脉导管未闭者,应先治疗这类畸形,然后再施行其他择期手术。轻度肺动脉瓣狭窄不是择期手术的禁忌证,但重度者术中易发作急性右心衰竭,择期手术应列为禁忌。法洛四联症因存在红细胞增多和右心流出道狭窄,麻醉后易致心排血量骤减和严重低氧血症,故择期手术的危险性极大。

高血压患者的麻醉安危,取决于是否并存继发性重要脏器损害及其损害程度,包括大脑功能、冠状动脉供血、心肌功能和肾功能等改变。单纯慢性高血压,只要不并存冠状动脉病变、心力衰竭或肾功能减退,即使已有左室肥大和异常心电图,在充分术前准备和恰当麻醉处理的前提下,耐受力仍属良好,死亡率无明显增高。术前准备的重点之一是施用抗高血压药治疗。药物种类

较多,有周围血管扩张药(如肼屈嗪、哌唑嗪、米诺地尔等);β受体阻滞药(如普萘洛尔);α-肾上腺素能神经阻滞药(如利血平);钙通道阻滞药(如维拉帕米、硝苯地平)等。术前抗高血压治疗有利于术中、术后血压平稳,但必须重视其与麻醉药并用后的相互不良作用,可能引起低血压和心动过缓;与氯胺酮或泮库溴铵并用,可能诱发高血压;维拉帕米与麻醉药并用,可能出现心血管虚脱。尽管如此,凡舒张压持续超过12kPa(90mmHg)者,不论年龄大小,均应给以抗高血压药治疗,待收缩压降低原血压水平20%后方可手术;对舒张压超过14.7kPa(110mmHg)者,抗高血压药治疗必须延续到手术日晨,以防止术中因血压剧烈波动而诱发心力衰竭或脑血管意外。术中一旦并发低血压时,可临时应用适量缩血管药进行拮抗。对长期应用抗高血压药治疗的患者,不能突然停药,否则患者对内源性儿茶酚胺敏感性将相应增高,可能发生高血压、心动过速、心律失常和心肌缺血等严重意外。对高血压并存肾脏损害者,术前需对麻醉药的种类和剂量的选择进行全面考虑。对高血压并存心肌缺血者,术前应重点加强心肌缺血的治疗,择期手术需推迟。

缺血性心脏病患者的麻醉危险性在于围术期发作心肌梗死,死亡率很高。病史中存在下列情况者,应高度怀疑并存缺血性心脏病:①糖尿病;②高血压病;③肥胖、嗜烟、高血脂者;④心电图示左室肥厚;⑤周围动脉硬化;⑥不明原因的心动过速和疲劳。

缺血性心脏病的典型征象有:①紧束性胸痛,可往臂内侧或颈部放射;②运动、寒冷、排便或饱餐后出现呼吸困难;③端坐呼吸;④阵发性夜间呼吸困难;⑤周围性水肿;⑥家族中有冠状动脉病史;⑦有心肌梗死史;⑧心脏扩大。但有些缺血性心脏病患者,平时可无明显症状,也无心电图异常,但冠状动脉造影证实已有1~3支冠状动脉存在超过50%的管腔狭窄,这类无症状的缺血性心脏病患者,在麻醉中存在较大的潜在危险。

对缺血性心脏病患者,从麻醉处理角度看,麻醉前首先应从病史中明确下列3个问题:①是否存在心绞痛,其严重程度如何,具体参考表4-5做出估计;②是否发生过心肌梗死,明确最近一次的发作时间;③目前的心脏代偿功能状况。大量统计资料指出,心肌梗死后6个月内施术者,术后再发梗死率和死亡率明显高于6个月以后施术者。

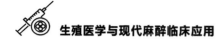

表4-5　心绞痛分级

分级	表现
Ⅰ级	日常体力活动不引起心绞痛,如快速步行、登楼梯;剧烈活动或长时间快速费力工作或娱乐,出现心绞痛
Ⅱ级	日常体力活动轻度受限;登楼梯、爬山、餐后散步或登高、寒冷和大风、情绪紧张或睡醒后短时间,出现心绞痛
Ⅲ级	日常体力活动明显受限;以正常步速、短距离散步或登一段楼梯即出现心绞痛,休息后症状可缓解
Ⅳ级	任何体力活动均可诱发心绞痛,静息时也发作

因此,对心肌梗死患者,择期手术应推迟到梗死6个月以后施行,同时在手术前应尽可能做到:①心绞痛症状已消失;②充血性心力衰竭症状(如肺啰音、颈静脉怒张、呼吸困难、心脏第三音或奔马律等)已基本控制;③心电图已无房性期间收缩或每分钟超过5次的室性早搏等异常;④血清尿素氮(BUN)不超过17.85mmol/L(50mg/dL),血清钾不低于3mmol/L。

尽管如此,有些因素在术前往往仍无法主动有效控制,例如:①老年(危险性随年龄而增长);②存在明显的主动脉瓣狭窄或二尖瓣关闭不全;③心脏扩大;④顽固性充血性心力衰竭;⑤顽固性心绞痛;⑥顽固性心电图异常(ST段改变、T波低平或倒置、异常QRS波)。因此,围术期的麻醉危险依然存在,为保证安全,必须加强麻醉管理。

心脏瓣膜病以风湿病引起者最为多见,近年来先天性主动脉瓣狭窄、二尖瓣脱垂、主动脉瓣瓣下狭窄和钙化、二尖瓣关闭不全也已较多见。瓣膜患者的麻醉危险性主要取决于病变的性质及其损害心功能的程度。麻醉前要尽可能识别病变是以狭窄为主,还是以关闭不全为主,还是两者兼有。一般来讲,以狭窄为主的病情发展较关闭不全者为迅速;重症主动脉瓣狭窄或二尖瓣狭窄极易并发严重心肌缺血,心律失常(房扑或房颤)和左心功能衰竭,也易并发心腔血栓形成和栓子脱落。因此,麻醉的危险相当高,一般应禁忌施行择期手术。关闭不全患者对麻醉和手术的耐受力一般均属尚可,但易继发细菌性心内膜炎或缺血性心肌改变,且有可能导致猝死。

对各类瓣膜性心脏病患者,为预防细菌性内膜炎,术前均需常规使用抗生素。有人报道,单纯经鼻腔气管内插管也会诱发细菌性心内膜炎,发生率达16%。预防性使用抗生素的效果,以在手术开始前30～60min内使用,较术前

24h使用者为佳。为预防心腔内血栓脱落并发症,常已施行抗凝治疗,如遇急症,术前需中止抗凝。

术前心电图有心律失常者,必须结合病史和临床表现,探讨其实际意义。从麻醉角度看,术前需要纠正的心律失常主要有:①心房颤动和心房扑动,术前如能控制其心室率在80次/分左右,麻醉危险性不致增加;相反,如不能控制室率,提示存在严重心脏病变或其他病因(如甲亢),则麻醉危险性显著增高。②Ⅱ度以上房室传导阻滞或慢性双束性阻滞,均有发展成完全性心脏传导阻滞而可能猝死,术前需做好心脏起搏器准备,术中需连续监测心电图。需指出,起搏器对电灼器很敏感,易受干扰而失灵,心脏陷于停搏,故麻醉医师应掌握起搏器的使用和调节技术。无症状的右或左束支传导阻滞,一般不增加麻醉危险性。③房性期前收缩或室性早搏,偶发者在年轻人多属功能性,一般无须特殊处理,或仅用镇静药即可解除,不影响麻醉耐受力;发生于中年40岁以上的患者,尤其当其发生或消失与体力活动有密切关系者,应多考虑有器质性心脏病的可能。频发(每分钟多于5次)、多源性或R波与T波相重的室性早搏,容易演变为心室颤动,术前必须用药加以控制,择期手术需推迟。④预激综合征可有室上性心动过速发作,一般麻醉前和麻醉中只要做到避免交感兴奋和防止血管活性物质释放,即可有效地预防其发作,但对持续而原因不明的发作,要引起重视,有时往往是心肌病变的唯一症状,麻醉危险性极高,择期手术必须推迟。

2.心脏功能的临床估计。心脏功能的临床估计方法有以下几种。

(1)体力活动试验:根据患者在活动后的表现,可估计心脏功能,详见表4-6。

表4-6 心脏功能分级及其意义

心脏功能	屏气试验	临床表现	临床意义	麻醉耐受力
Ⅰ级	30s以上	普通体力劳动、负重、快速步行、上下坡,不感到心慌气短	心功能正常	良好
Ⅱ级	20~30s	能胜任正常活动,但不能跑步或作较用力的工作,否则心慌气短	心功能较差	麻醉处理正确恰当,耐受力仍好
Ⅲ级	10~20s	必须静坐或卧床休息,轻度体力活动后即出现心慌气短	心功能不全	麻醉前充分准备,麻醉中避免心脏负担
Ⅳ级	10s以内	不能平卧,端坐呼吸,肺底啰音,任何轻微活动即出现心慌气短	心功能衰竭	麻醉耐受力极差,手术必须推迟

（2）屏气试验：患者安静后，嘱深吸气后作屏气，计算其最长的屏气时间。超过30s者示心脏功能正常；20s以下表示心脏代偿功能低下，对麻醉耐受力差。

（3）起立试验：患者卧床10min后，测量血压、脉搏，然后嘱患者骤然从床上起立，立即测血压、脉搏，2min后再测一次。血压改变在2.7kPa（20mmHg）以上，脉率增快超过20次/分者，表示心脏功能低下，对麻醉耐受力差。本法不适用于新功能Ⅳ级的患者。

3.临床容易被误诊的心脏病。有些心脏病可出现某些消化道症状，如急性腹痛、放射性疼痛、恶心、呕吐、黄疸、腹水等，由此易被误诊为腹部外科疾病而施行手术，显然其麻醉和手术危险性倍增。因此，麻醉医师需提高警惕，如怀疑有误诊，应请内科医师协助诊断。易被误诊的临床表现有：①心绞痛或心肌梗死可伴剑突下疼痛；②突发性右心衰竭常伴右臂上1/4肩胸部放射性疼痛，类似胆囊病，尤易发生于活动后伴轻度右心衰竭，或严重二尖瓣狭窄突发心房颤动时；③慢性发作的右心衰竭，可出现非特异性胃肠道症状，如厌食、恶心、饭后腹部饱胀感，甚或呕吐，常伴体重下降，因此，易被误诊为上消化道癌症；如果不伴心脏杂音，则更容易误诊；④肺动脉栓塞伴黄疸时，易被误诊为胆管系统疾病；⑤右心衰竭或缩窄性心包炎，常伴发腹水；⑥伴巨大左心房的二尖瓣狭窄、心包炎、主动脉瘤、主动脉缩窄或主动脉弓畸形，可压迫食管而出现吞咽困难症状；⑦急性风湿热，常可伴发急性腹痛，尤易见于儿童；⑧细菌性心内膜炎或心房颤动时并发脾、肾或肠系膜动脉栓塞，可出现急性腹痛；⑨心衰患者应用洋地黄逾量中毒时易出现恶心、呕吐症状。

4.麻醉前准备。并发心脏病患者在确定手术后，应特别注意下列问题。

（1）长期应用利尿药和低盐饮食患者，有可能并发低血容量、低血钾和低血钠，术中容易发生心律失常和休克。低血钾时，洋地黄和非去极化肌松药等的药效将增强，应用利尿保钾药螺内酯，如果再用去极化肌松药琥珀胆碱，易出现高血钾危象。因此，术前均应做血电解质检查，保持血清钾水平在3.5～5.5mmol/L，术前一般宜停用利尿药48h；对能保持平卧而无症状者，可输液补钠、钾，但需严密观察并严格控制输液速度，谨防发作呼吸困难、端坐呼吸、肺啰音或静脉压升高等危象。

（2）心脏病患者如果伴有失血或严重贫血，携氧能力减弱，可影响心肌供氧,术前应少量多次输血。为避免增加心脏负担,除控制输血量和速度外,输用红细胞悬液优于全血。

(3)对正在进行的药物治疗,需进行复查。对有心力衰竭史、心脏扩大、心电图示心室劳损或冠状动脉供血不足者,术前可考虑使用小量强心苷,如口服地高辛0.25mg,每日1~2次。

(4)对并存严重冠心病、主动脉瓣狭窄或高度房室传导阻滞而必须施行紧急手术者,需做到以下几点:①桡动脉插管测直接动脉压;②插Swan-Ganz导管测肺毛细血管楔压;③定时查动脉血气分析;④经静脉置入带电极导管,除用作监测外,可随时施行心脏起搏;⑤准备血管扩张药(硝普钠、硝酸甘油)、正性变力药(多巴胺、多巴酚丁胺)、利多卡因、肾上腺素等;⑥准备电击除颤器;⑦重视麻醉的选择和麻醉管理。

(二)呼吸系统疾病

麻醉前对急慢性呼吸系统疾病或呼吸功能减退患者,施行一定的准备和治疗,可显著降低围术期呼吸系统并发症及其死亡率。

1.常见呼吸系统疾病患者的麻醉耐受力估计。手术患者并存急性呼吸系统感染(如感冒、咽炎、扁桃体炎、气管支气管炎、肺炎)者,术后极易并发肺不张和肺炎,择期手术必须推迟到完全治愈后1~2周再手术。如系急症手术,应避免应用吸入全麻,需用抗生素控制,在获得咽分泌物或痰细菌培养结果之前,可先用广谱抗生素。

手术患者并存呼吸系统慢性感染和肺通气功能不全者并不罕见,其中尤以哮喘和慢性支气管炎并肺气肿为常见,麻醉前要重点掌握有关病史和体检,以判断感染程度和肺功能减退程度,并据此进行细致的术前准备工作。下面列举常见的病史和体检项目,对这类患者的术前估计和准备具有实用价值。

(1)呼吸困难:活动后呼吸困难(气短)是衡量肺功能不全的主要临床指标,据此可做出估计,详见表4-7。

(2)慢性咳嗽、多痰:凡1年中有持续3个月时间的慢性咳嗽、多痰,并有连续两年以上病史,且可排除心肺等其他疾病者,即可诊断为慢性支气管炎,这是一种慢性阻塞性肺疾病,手术后极易并发弥散性肺泡通气不足或肺泡不张,术前应做痰细菌培养,并开始用相应的抗生素控制感染。

表4-7　呼吸困难程度分级

分级	依据
0	无呼吸困难症状
I	能根据需要远走,但易疲劳,不愿步行
II	步行距离有限制,走一或两条街后需要停步休息
III	短距离走动即出现呼吸困难
IV	静息时也出现呼吸困难

(3)感冒:感冒为病毒性呼吸道感染,可显著削弱呼吸功能,呼吸道阻力增高可延续达5周,同时对细菌感染的抵抗力显著减弱,可使呼吸道继发急性化脓性感染,或使原有呼吸系统疾病加重。

(4)哮喘:提示呼吸道已明显阻塞,肺通气功能严重减退,但一般均可用支气管扩张药和肾上腺皮质激素治疗而缓解。哮喘患者围术期的呼吸系统并发症可比呼吸系统正常患者高4倍。

(5)咯血:急性大量咯血有可能导致急性呼吸道阻塞和低血容量,甚至出现休克,有时需施行紧急手术,麻醉处理的关键在于控制呼吸道,必须施行双腔支气管插管。

(6)吸烟:只要每日吸烟10~20支,即使年轻人,肺功能即开始有变化;凡每日吸烟20支以上,并有10年以上历史者,即可认为已经并存慢性支气管炎,平时容易继发细菌感染而经常咳嗽吐痰,麻醉后则易并发呼吸系严重并发症,发生率远比不吸烟者高。

(7)长期接触化学性挥发气体:长期接触化学性挥发气体也为引起慢性支气管炎的主要诱因,同时伴全身毒性反应。

(8)高龄老年人:高龄老年人易并发慢性肺疾病,尤以阻塞性肺疾病和肺实质性疾病为多见,并可由此继发肺动脉高压和肺心病,这是高龄老人麻醉危险的主要原因之一,麻醉前必须对这类并存症加以明确诊断,并做好细致的术前准备工作。

(9)胸部视诊:观察呼吸频率、呼吸型和呼吸时比;有无唇紫、发绀;有无膈肌和辅助呼吸肌异常活动(三凹征);有无胸壁异常活动(反常呼吸、塌陷等);胸廓呈桶状胸者,提示阻塞性肺疾病已达晚期;脊柱呈后侧凸变形者,提示存在限制性肺疾病。

（10）肺听诊：有无啰音、支气管哮鸣音，或呼吸音减弱或消失。

（11）气管移位或受压：要寻找原因，估计是否会妨碍使用麻醉面罩，是否存在气管插管困难。

（12）过度肥胖：体重超过标准体重30%以上者，易并存慢性肺功能减退，术后呼吸系统并发症可增加2倍。

2.麻醉前肺功能的估计。简单易行的肺功能估计方法有两种：①测胸腔周径法。测量深吸气与深呼气时，胸腔周径的差别，超过4cm以上者，提示无严重肺部疾病和肺功能不全。②测火柴火试验。患者安静后，嘱深吸气，然后张口快速呼气，能将置于15cm远的火柴火吹熄者，提示肺储备功能好，否则示储备低下。

凡呼吸困难程度已超过Ⅱ级或具备前述12个病史和体检项目明显异常者，尤其对活动后明显气短、慢性咳嗽痰多、肺听诊有干湿啰音或哮鸣音、长期大量吸烟、老年性慢性支气管炎及阻塞性、限制性肺功能障碍等患者，术前还需做详细的胸部X线检查和专门的肺功能测验。胸腔或腹腔大手术后，几乎无例外地有暂时性肺功能减退，术前也有必要做呼吸功能测验。测验结果预示高度危险的指标见表4-8。必须强调这些数据需结合临床表现去综合判断，才有实际意义。近年来，对于慢性肺功能不全，除非需要切除较多的肺组织，或已有广泛的肺纤维性实变，一般均可通过术前细致的治疗而获明显改善，故已很少被列为手术禁忌证。

表4-8　估计手术后并发肺功能不全的高度危险性指标

肺功能检测实验	正常值	高度危险值
肺活量（VC）	2.44～3.47L	＜1.0L
第1秒肺活量（FEV_1）	2.83L	＜0.5L
最大呼气流率（MEFR）	336～288L/min	＜100L/min
最大通气量（MVV）	82.5～104L/min	＜50L/min
动脉血氧分压（PaO_2）	10～13.3kPa	＜7.3kPa
动脉血CO_2分压（$PaCO_2$）	4.7～6.0kPa	＞6.0kPa

3.麻醉前准备。麻醉前准备包括：①禁烟至少两周；②避免继续吸入刺激性气体；③彻底控制急慢性肺感染，术前3～5d应用有效的抗生素，做体位引流，控制痰量；④练习深呼吸和咳嗽，做胸部体疗以改善肺通气功能；⑤对阻塞

性肺功能不全或听诊有支气管痉挛性哮鸣音者,需雾化吸入麻黄碱、氨茶碱、肾上腺素或异丙肾上腺素等支气管扩张药治疗,可利用FEV_1试验衡量用药效果;⑥痰液黏稠者,应用蒸汽吸入或口服氯化铵或碘化钾以稀释痰液;⑦哮喘经常发作者,可应用肾上腺皮质激素,以减轻支气管黏膜水肿,如可的松25mg,口服,每日3次,或地塞米松0.75mg,口服,每日3次;⑧对肺心病失代偿性右心衰竭者,需用洋地黄、利尿药、吸氧和降低肺血管阻力药物(如肼苯哒嗪)进行治疗;⑨麻醉前用药以小剂量为原则,哌替啶比吗啡好,阿托品有支气管解痉作用,但应待体位引流、结合咳嗽排痰后再使用,剂量要适中,以防痰液黏稠而不易咳出或吸出。一般地,伴肺功能减退的呼吸系统疾病,除非存在肺外因素,通过上述综合治疗,肺功能都能得到明显改善;麻醉期只要切实做好呼吸管理,其肺氧合和通气功能也均能保持良好。这类患者的安危关键在手术后近期,仍较容易发生肺功能减退而出现缺氧、CO_2蓄积和肺不张、肺炎等严重并发症。因此,还必须重点加强手术后近期的监测和处理。

(三)内分泌系统疾病

1.血压和循环功能。有些内分泌病可促使血压显著增高而实际血容量则明显减少,如嗜铬细胞瘤,因周围血管剧烈收缩致血管内液体外渗,可存在低血容量状态,一旦肿瘤切除则极易出现顽固性低血压。如果于术前数天开始服用酚苄明(10毫克/次,每日2次),适当配用α受体阻滞药以控制高血压和心律失常,术前应用适量安定(10~20mg口服)以控制焦虑,术中做到及时补充血容量和白蛋白以尽快恢复血容量,则往往可避免术后顽固性低血压并发症。肾上腺皮质功能不全时,因钠、水经尿和肠道异常丢失,可致血容量减少,术前必须至少2d输注生理盐水,并口服氟氢可的松0.1~0.2mg,手术当天还需至少每6h肌内注射可溶性磷酸氢化可的松或半琥珀酸盐可的松50mg。尿崩症患者因大量排尿,可出现显著的血液浓缩、血容量减少和电解质紊乱,应于术前每4h肌内注射抗利尿激素(加压素)10~20U,或静脉滴注5%葡萄糖溶液1000mL,待血浆渗透压降达正常后再施手术。

2.呼吸通气。进行性黏液性水肿患者,呼吸通气量明显减少,手术应推迟,需先用甲状腺素治疗。如果手术必须在1周内施行者,可口服三碘甲状腺原氨酸,每日50~100μg;如果手术允许推迟到1个月以后进行者,可口服甲状腺素,每日0.1~0.4mg。服药期间可能出现心绞痛或心律失常,剂量应减小或暂停。内分泌病并存过度肥胖者,呼吸通气量也明显减小,术中与术后必须给以全面的呼吸支持治疗。

3.麻醉耐受性。未经治疗的肾上腺皮质功能不全、脑垂体功能不全或垂体促肾上腺皮质激素分泌不足的患者,机体应激反应已消失或接近消失,对麻醉期间的任何血管扩张,都容易发生循环虚脱,有生命危险。因对这类意外,事前难以预测,估计有此可能者,术前可预防性肌内注射磷酸氢化可的松100mg。

4.渗血。库欣综合征患者因肾上腺糖皮质激素活性显著增高,可使小动脉和较大血管的收缩功能严重丧失,因此可出现手术野渗血,止血困难,失血量增多。此时只有通过谨慎结扎血管以求止血。

5.感染。库欣综合征患者因肾上腺糖皮质激素分泌过多,机体内部防御机能显著减弱,又因吞噬作用和抗体形成不完全,切口容易感染。未经治疗的糖尿病患者用抑菌性抗生素,其吞噬作用也显著减弱,切口也容易感染,均需注意预防,以选用杀菌性抗生素为佳。

6.镇痛药耐量。库欣综合征患者常处于警醒和焦虑状态,需用较大剂量镇静药。未经治疗的阿狄森患者,对镇静药特别敏感,故需慎用。甲亢患者因基础代谢率高,甲状旁腺机能低下患者由于神经肌肉应激性增高,镇静药和镇痛药均需加量。甲状腺机能低下患者,则镇静药和镇痛药需减量。

(四)肾脏疾病

麻醉药的抑制、手术创伤和失血、低血压、输血反应、脱水等因素,都可导致肾血流减少,并产生某些肾毒性物质,由此可引起暂时性肾功能减退。大量使用某些抗生素、大面积烧伤、创伤或并发败血症时,均足以导致肾功能损害。如果原先已存在肾病,则损害将更显著,甚至出现少尿、尿闭和尿毒症。所以,手术前必须通过各项检查,判断肾功能,衡量患者对麻醉和手术的耐受力,采取透析治疗。

1.各类肾病的麻醉耐受力估计。年轻、无肾病史及尿常规正常,可认为肾功能良好,可耐受各种手术和麻醉。老年或并存高血压、动脉硬化、严重肝病、糖尿病、前列腺肥大等患者,容易并发肾功能不全,即使尿常规无异常,也需做肾功能检查,以估计患者对麻醉和手术的耐受力。

对慢性肾功能衰竭或急性肾病患者,原则上应禁忌施行任何择期手术。

近年来,由于人工肾透析治疗的开展,慢性肾功能衰竭已不再是择期手术的绝对禁忌证,但总的来讲,对麻醉和手术的耐受力仍差。

肾病主要包括肾小球性和肾小管性两类病变,此外还有肾结石病。肾小球性病变即肾炎,可发展为肾病综合征,患者处于身体总水量过多而血管内血容量减少的状态,发展至末期出现尿毒症。为减轻浮肿,常使用利尿药治疗,则血容量可进一步降低。对这类患者术前准备的重点在调整血容量和水电解质平衡,在严密监测下进行补液处理。肾小管一旦发生病变,主要症状为少尿、尿闭,机体代谢终末产物在体内潴留,最终发展为尿毒症。为根治慢性尿毒症,多数需施行肾移植术,术前必须通过人工肾或腹膜透析进行充分细致的准备。慢性肾病患者常易并存其他脏器病变,均需在手术前尽可能做出正确判断和治疗。常见的并发症有:①高血压或动脉硬化,在肾病所致的低血容量和贫血情况下,易导致心脏做功增高而继发心力衰竭。②心包炎,严重者可致心包填塞,术前可用超声波检查确诊。③贫血,其严重程度一般与尿毒症的程度成正比。对一般择期手术患者,术前应通过输血使血细胞比积升至32%以上为宜。对拟施行肾移植术患者,为保证移植肾的存活率,有的主张不应输血,有的则主张输血。④凝血机制异常,尿毒症患者常并存血小板功能异常和Ⅲ因子(组织凝血活酶)活性降低,术前需施行皮质激素或免疫抑制等治疗,但对拟施行肾移植术的患者,则不宜施行免疫抑制。⑤代谢和内分泌机能紊乱,包括碳水化合物耐量减退、胰岛素拮抗、Ⅳ型甘油三酯过多、甲状旁腺机能亢进、自主神经系统功能紊乱、高血钾和酸中毒等,同时对某些药物的排泄和药代动力学也发生改变,术前应尽可能予以调整,对麻醉药和肌松药的选择必须慎重合理。

肾结石病中,75%属草酸钙性质,术前均需用利尿药和低钙、低盐饮食治疗,故可存在低血容量问题。为预防因禁食所致的脱水,术前应作静脉补液准备。

2.肾功能损害的临床估计。尿液分析(血、糖、蛋白)、血浆白蛋白、血尿素氮(BUN)、血清肌酐值、内生肌酐清除率、尿浓缩试验和酚红试验等,是临床较有价值的肾功能测定。以24h内生肌酐清除率和BUN为指标,可将肾功能损害分为轻、中和重度三类,详见表4-9。

表4-9　肾功能损害程度分类

测定项目	损害程度			
	正常值	轻度	中度	重度
24h内生肌酐清除率（mL/min）	80～100	51～80	21～50	<20
血尿素氮（mmol/L）*	1.79～7.14	7.5～14.28	14.65～25	25.35～35.7

*血尿素氮 mg/dL×0.357=mmol/L

3.麻醉前准备。保护肾功能的基本原则是维持正常肾血流量和肾小球滤过率，具体应尽可能做到以下几点：①术前补足血容量，防止因血容量不足所致的低血压和肾脏缺血；。②避免使用缩血管药，因大多数该类药易导致肾血流量锐减，可加重肾功能损害，尤其以长时间大量使用为严重，必要时只能选用多巴胺或美芬丁胺。③保持充分尿量，术前均需静脉补液，必要时可同时并用甘露醇或呋塞米（速尿）。④纠正水、电解质和酸碱代谢失衡。⑤避免使用对肾脏有严重毒害作用的药物，如汞剂利尿药、磺胺药、抗生素、止痛药、降糖药和麻醉药等，尤其是某些抗生素，如庆大霉素、甲氧苯青霉素、四环素等对肾脏毒性最大，故禁用。某些抗生素本身无肾毒性，但复合使用则可导致肾毒性增高，如头孢菌素单独用，无肾毒性，与庆大霉素并用，可导致急性肾功能衰竭。⑥避免使用通过肾脏排泄的药物，如肌松药中的戈拉碘铵和氨酰胆碱，强心药中的地高辛等，否则药效延长，难以处理；⑦有尿路感染者，术前必须做有效控制。

（五)肝脏疾病

1.肝病患者的麻醉耐受力估计。绝大多数麻醉药（包括全麻药和局麻药）对肝功能都有暂时影响；手术创伤和失血、低血压和低氧血症，或长时间使用缩血管药等，均足以导致肝血流减少和供氧不足，严重时可引起肝细胞功能损害。这些因素对原先已有肝病的患者，其影响更明显。从临床实践看，轻度肝功能不全时，对麻醉和手术的耐受力影响不大；中度肝功能不全或濒于失代偿时，麻醉和手术耐受力显著减退，术后容易出现腹水、黄疸、出血、切口裂开、无尿，甚至昏迷等严重并发症。因此，手术前需要经过较长时间的严格准备，方允许施行择期手术。重度肝功能不全如晚期肝硬化，并存严重营养不良、消瘦、贫血、低蛋白血症、大量腹水、凝血机制障碍、全身出血或肝昏迷前期脑病等征象，则危险性极高，应禁忌施行任何手术。急性肝炎患者除紧急抢救性手术外,一律禁忌实施手术。慢性肝病患者手术中的最大问题之一是凝血机制异常,此与其常合并胃肠道功能异常,维生素 K 吸收不全,致肝脏合成 Ⅴ、Ⅶ、Ⅸ、Ⅹ 因子不足有关,术前必须纠正。

2.肝功能的临床估计。肝脏有多方面的功能,要弄清其功能状况,需进行多种试验。目前临床上常做的肝功能试验,大多数属非特异性性质,如果单凭某几项试验结果作为判断依据,往往不可靠,必须结合临床征象进行综合分析,方能做出较合理的诊断。有关肝功能损害程度,可采用 Pugh 推荐的肝功能不全评估分级加以评定,见表4-10。按该表计累计分,1～3分者为轻度肝功能不全;4～8分为中度不全;9～12分为重度不全。肝病合并出血,或有出血倾向时,提示已有多种凝血因子缺乏或不足。当凝血酶原时间延长、凝血酶时间延长、部分凝血活酶时间显著延长、纤维蛋白原和血小板明显减少,提示已出现弥散性血管内凝血(DIC)和纤维蛋白溶解,表示肝脏已坏死,禁忌做任何手术。

表4-10　肝功能不全评估分级

项目	轻度	中度	重度
血清胆红素(μmol/L)	<25	25～40	>40
人血白蛋白(g/L)	35	28～35	<28
凝血酶原时间(s)	1～4	4～6	>6
脑病分级	无	1～2	3～4
每项异常的记分	1分	2分	3分
手术危险性估计	小	中	大

3.麻醉前准备。肝功能损害患者经过一段时间保肝治疗,多数可获明显改善,手术和麻醉耐受力也相应提高。保肝治疗包括:①高碳水化合物、高蛋白质饮食,以增加糖原储备和改善全身情况,必要时每日静脉滴注 GIK 溶液(10% 葡萄糖液 500mL 加胰岛素 10U、氯化钾 1g);②低蛋白血症时,间断给 25% 浓缩白蛋白液 20mL,稀释成 5% 溶液静脉滴注;③少量多次输新鲜全血,以纠正贫血和提供凝血因子;④大量维生素 B、维生素 C、维生素 K;⑤改善肺通气,如有胸腔积液、腹水或浮肿,限制钠盐,应用利尿药和抗醛固酮药,必要时术前适当放出胸腹水,但必须缓慢、分次、小量排放,同时注意水和电解质平衡,并补充血容量。

(六)血液疾病

慢性贫血的原因很多,主要为缺铁性贫血和各种先天性或后天性溶血性贫血。中度贫血者,术前经补充铁剂、叶酸和维生素B_{12}纠正,术前只要维持足够的血容量水平,并不增加麻醉危险性。急症手术前,可通过输红细胞悬液纠正。如果术前给予小量多次输新鲜血,纠正可较迅速,不仅提高血红蛋白和调整血容量,还可增加红细胞携氧和释放氧所必需的2,3-二磷酸甘油酯(2,3-DPG)。

巨母细胞贫血多见于恶性贫血和叶酸缺乏,手术宜推迟,待叶酸和维生素B_{12}得到纠正,一般需1~2周后才能手术。镰刀状细胞贫血时,易发生栓塞并发症,特别易发生肺栓塞,尤其在面临缺氧或酸中毒时,镰刀状细胞增多,栓塞较易形成,手术和麻醉有相当危险。对这类患者术前均应输以全血,直至血红蛋白恢复正常后再手术。输全血还有相对稀释镰刀状细胞,阻止其堆集成柱而堵塞小血管的作用。

血小板只要保持$(30~50)\times10^9/L$($30000~50000/mm^3$),即可有正常的凝血功能,但当低于$30\times10^9/L$,或伴血小板功能减退时,可出现皮肤和黏膜出血征象,手术伤口呈广泛渗血和凝血障碍。遗传性血小板减少较罕见,需输浓缩血小板治疗。获得性血小板减少较多见,需根据病因进行术前纠正,如因狼疮性红斑、特发性血小板减少性紫癜或尿毒症等引起者,可给予泼尼松类激素进行治疗。大多数血小板功能减退与使用某种药物有密切关系,例如阿司匹林等,有时血小板功能减退可达1周,术前需至少停药8d才能纠正。已发现有血小板功能减退时,一名70kg患者只要输注2~5单位浓缩血小板,就可使凝血异常获得纠正。每输1单位浓缩血小板可增高血小板$(4~20)\times10^9/L$,血小板的半衰期约8h。

非血小板减少性紫癜可表现紫癜、血尿,偶尔因血液渗入肠壁而引起急性腹痛,常因继发肠套叠而需急症手术。为防止术野出血和渗血,术前可试用泼尼松和浓缩血小板。恶性血液病如白血病、淋巴瘤或骨髓瘤患者需手术治疗,其主要危险是术中出血、渗血不止或血栓形成。如果疾病正处于缓解期,手术危险性不大;处于部分缓解期时,手术也相对安全。急性白血病患者,如果白细胞总数增高不过多,血红蛋白尚在100g/L,血小板接近$100\times10^9/L$,无临床出血征象时,手术危险性也不增高。但当贫血或血小板减少较重时,术前应输全血和浓缩血小板。慢性粒细胞性白血病患者，如果血小板超过 $1000×10^9/L$ 或白细胞总数超过 $100×10^9/L$，术中可能遇到难以控制的出血，危险性很大。慢性淋巴细胞性白血病，如果血小板计数正常，即使白细胞总数超过 $100×10^9/L$，也非手术禁忌证。真性红细胞增多症患者，术中易致出血和栓塞并发症，当血细胞比积增高达 60%，可出现凝血酶原时间延长、部分凝血活酶时间显著延长和纤维蛋白原显著降低。这类患者需经过放血术、放射疗法或化学疗法，待红细胞总数恢复正常后方可手术，但并发症仍然多见。

第五章　现代麻醉技术

第一节 吸入全身麻醉技术

一、吸入麻醉通气系统的分类

吸入麻醉通气系统的分类主要根据呼吸气体与大气相通程度、呼气再吸入量、有无贮气囊、CO_2吸收罐及导向活瓣等情况进行分类。开放式呼气完全不再吸入,呼气通向大气,所以呼吸阻力小,不易产生CO_2蓄积,特别适宜婴幼儿麻醉;但麻醉药消耗较多,手术室空气污染严重。密闭式呼出气体经CO_2吸收罐吸收CO_2后,余气均被患者再吸收,包括呼出的麻醉气体可再吸入而不流失至大气中;同时有贮气囊及供新鲜气体(氧)和麻醉药的蒸发器形成密闭的麻醉环路。由于患者的呼气、吸气均在一个密闭的环路内进行交换,所以气体较为湿润,麻醉气体消耗较小,且很少污染室内空气。又因密闭环路容易进行间断正压通气,特别有利于开胸手术的呼吸功能维持。不足之处是自主呼吸时阻力较大,CO_2吸收不全时易出现CO_2蓄积。开放式及半开放式呼气均通向大气,吸气主要由供气装置供给,由于活瓣的安置部位不同,呼气再吸入量也不一样,常用的有 Mapleson 各型环路及其变异型。所以,半开放式与半密闭式有时很难区别。半开放式气道易干燥,热量丧失多,麻醉气体较开放式消耗稍少。除了 Mapleson 环路部分为半密闭式外,多数全能麻醉机均配置半密闭式通气系统。且兼有CO_2吸收罐,吸气全由麻醉环路供应新鲜气体,呼气部分排放于大气或排气管中。并用蒸发器精确调节吸入麻醉气体浓度,且能维持恒定。还可行自主呼吸或间断正压控制呼吸。麻醉药消耗较半开放式少。

总之,当新鲜气流量与呼出气吸收量相当时,呼出余气重复再吸入即为密闭式。如新鲜气流量大于呼气吸收量,小于每分通气量,呼出余气被患者再吸入,则为半密闭式。如新鲜气流量大于肺泡通气量,呼出气再吸入量可略而不计,即为半开放式。

二、吸入麻醉的方法

(一)开放滴给法

开放滴给法是把覆盖数层干纱布的金属网麻醉面罩放在患者口鼻部,然后将挥发性麻醉药滴在面罩的纱布上,让患者吸入挥发性麻醉药蒸气以达到麻醉的目的。

通常多用乙醚滴给,其挥发速度与温度呈正比。在常温下,面罩内的乙醚蒸气浓度与滴给速度呈正比,与面罩内的氧分压呈反比。当乙醚滴数超过100滴时,面罩内的乙醚浓度将超过10%,氧气浓度就会降低,患者将发生缺氧。因此,小儿开放滴醚时应适当给氧。但氧气过多又可降低乙醚蒸气分压而使麻醉诱导延迟。所以常并用七氟烷滴给,以提高氧分压及缩短诱导时间。实施开放滴给法时首先要选择合适的金属网面罩和覆盖的纱布,2岁以下覆盖3层纱布,2岁以上用4~6层,成人用6~8层。为了保护眼睛免受麻醉药侵蚀,应在眼眶下周及鼻根部涂抹凡士林,并贴上乳胶膜及纱布。然后放置麻醉面罩,麻醉医生左手持住面罩,右手持滴醚瓶或注射器向面罩中1/3处(相当于口鼻之间)点滴吸入麻醉药,待患者入睡后将其下颌托起,防止舌后坠,并迅速给药使患者进入外科手术期。一旦出现喉痉挛及呕吐时,应暂停给药,充分供氧。并使头低位偏向一侧,便于呕吐物离开声门外排。开放滴给法装置虽简单,但麻醉深度不易维持平稳,气道通畅较难保持,麻醉医生托下颌也较易疲劳,有时可用口咽通气道协助。由于麻醉药消耗较大,又严重污染空气,临床已极少应用。

(二)吹入法

本法是将含麻醉药的混合气体吹入患者的口咽或气管内,随吸气进入患者的肺内,呼出气体直接排放于大气中。

1.口腔吹入法。将扁平的金属钩前端挂于患者口唇上(俗称口钩),经此管将麻醉混合气体吹入口腔内。此法常用于婴幼儿口内手术。学龄儿童或成人可经口咽通气道侧管吹入麻醉混合气体。

2.鼻咽吹入法。经鼻导管将麻醉混合气体吹入患者的咽部。适用于不能张口的患者。经口腔或鼻腔盲探插管的患者可将一导管置于气管导管腔内，吹入麻醉混合气体维持麻醉，还有利于气管插管。

3.支气管镜侧管吹入法。在支气管镜检查时，将麻醉混合气体从支气管镜侧孔吹入气管腔内。吹入法只能用于麻醉维持，需要先用开放滴给法诱导至Ⅲ期，再用吸入法。吸入的麻醉混合气体被同时吸入的空气所稀释，其稀释程度取决于患者的潮气量和麻醉混合气体的流量。如潮气量小，吹入的麻醉混合气体越多，吸入的麻醉药浓度越高。本法装置简单，呼吸阻力和无效腔也小。但吸入的麻醉药浓度不高，麻醉不易加深。且易发生呕吐，气道通畅不易保持。更不能进行呼吸管理，气道黏膜也易干燥，因此应用范围较小。

(三)"T"形管法

"T"形管即金属制"T"字形管，其竖管接麻醉混合气体的送气管，横管一端接气管导管，另一端开放于大气中，并可附加一定长度(不超过20cm)的呼吸管。附加呼吸管长短及麻醉混合气体的流量决定有无大气吸入及呼气再吸入量。临床上麻醉混合气体流量应为患者每分通气量的2~3倍，附加呼吸管的容量应为潮气量的20%，既不发生大气吸入，也无呼气再吸入。气流量过低则可吸入大气。

在婴儿麻醉时，为了减少无效腔，可用带侧孔的弯形管代替"T"形管。而小儿麻醉时不附加呼吸管有时不易加深麻醉。如在"T"形管竖管上接一薄膜贮气囊，可代替呼吸管的作用。在吸气时用手指代替活瓣堵塞"T"形管开放端，再挤压贮气囊，呼气时放松手指，还可进行辅助或控制呼吸。

"T"形管装置简单，没有活瓣，呼吸无效腔及阻力极小，特别适合于小儿麻醉。但此法需要高流量的麻醉混合气体，因而麻醉药耗量大，长时间麻醉易使气道干燥，并增加热量丧失。

(四)麦氏通气系统

再吸入麻醉环路按照新鲜气流、管道、面罩、贮气囊及呼气活瓣的安装位置不同，麦氏(Mapleson)将其分为6型，即麦氏A、B及C的呼气活瓣位于患者近端，而麦氏D、E、F的T-活瓣离患者较远管端。该系统均无CO_2吸收装置，CO_2蓄积程度决定于新鲜气流量、自主呼吸还是控制呼吸、环路结构及患者通气量。

1.Mapleson A环路。即Magill环路。患者自主吸气时吸入麻醉混合气体，不足部分由贮气囊供给,此时环路内为负压,单向呼气活瓣关闭,大气不能混入。呼气时由于气体先向螺纹管内逆行流入贮气囊,但当环路内压力上升到某种程度时呼气活瓣开放,呼气排放于大气中;这时呼气初期逆行进入螺纹管的呼气也被进入螺纹管的麻醉混合气流顶回,并从呼气活瓣排出。当气流量与患者每分通气量之比为0.71以上时,几乎没有呼气再吸入现象。另外,吸气时麻醉医生如用手指压住呼气活瓣,同时挤压贮气囊,还可行辅助或控制呼吸。控制呼吸时新鲜气流量应为每分通气量的3倍为宜,所以麻醉药消耗较大,空气污染严重。

2.Mapleson B及C环路。新鲜气流及呼气活瓣均靠近面罩,如新鲜气流大于每分通气量2倍,即可防止再吸入。

3.Mapleson D环路。相当于"T"形管的长呼气管,在末端加一贮气囊及呼气活瓣。现多改用同轴Mapleson环路。

4.Mapleson E环路。是Ayre"T"形管的改良装置,即呼气臂改用螺纹管,加大了容积,没有活瓣,所以,新鲜气流量为每分通气量3倍时即可避免呼出气再吸入。

5.Mapleson F环路。即Jackson-Rees改良Ayre"T"形管装置,也无活瓣;但在呼气臂末端附一个500mL的贮气囊,囊尾部开放于大气中。从"T"形管竖管中送入麻醉混合气体,每分钟流量应为患者通气量的2~3倍,即无呼气再吸入。如吸气时闭死贮气囊尾部同时挤压贮气囊,呼气时放松尾部开口,即可行辅助或控制呼吸。其优点为无活瓣,呼吸阻力小。也有在贮气囊尾部安装呼气活瓣,这时呼气的阻力稍增加。缺点为气流量大,气道易干燥。

6.Bain环路。即同轴Mapleson D环路的双套管装置,在500mL容积的螺纹管中央置一根细导管至患者面罩端,由该管输送氧和麻醉气体进入环路内,螺纹管末端连贮气囊,其尾部开口较窄,以控制排气,或在贮气囊前安装呼气活瓣。另外,接贮气囊处也可以连接通气机。

若患者体内产生CO_2量正常,气流量可影响患者$PaCO_2$。低气流量可导致高CO_2血症,而高气流量又可导致低CO_2血症。为了维持$PaCO_2$于正常水平,应控制呼吸时气流量成人为70mL/(kg·min)或小儿为100mL/(kg·min),二者最低流量至少3.5L/min;自主呼吸时,气流量应较控制呼吸时增加50%以上。而理想的气流量与每分通气量之比,在控制呼吸时应维持在0.5,这就要求通气机的每分通气量至少是气流量的 1.5 倍（理想的是 2 倍）以上。

Bain 环路的优点是：结构简单、使用方便；可维持自主呼吸，也可进行控制呼吸；可使肺充分膨胀及控制患者 $PaCO_2$。尤其适用于 20kg 以下小儿麻醉，只需将贮气囊换成适当型号，即可用于不同年龄的婴幼儿。由于弹簧呼气活瓣存在 1 ~ 3cm 的 H_2O 的阻力，因此不适用于婴儿自主呼吸。为了防止气道干燥及热量丢失，小儿麻醉时可安装保温湿化器，使麻醉混合气体得以加温（不超过 32℃）及湿化。

7.Lack 环路。也即 Mapleson 环路 A 的同轴环路装置，正好与 Bain 环路供气相反，新鲜气流由外套管供给，外套管容积应在 500mL 左右。呼出气可自中心内套管经呼气活瓣排出。简化了装置，也易于灭菌及重复应用。缺点为气流量大，气道易干燥。

（五）单向活瓣吸入法

单向活瓣类似"T"形管内安装单向呼气活瓣及吸气活瓣，使气流在单向活瓣中只能按单一方向流动。活瓣直接连接麻醉面罩或气管导管，吸气侧装有贮气囊并与输送麻醉混合气体的管道相连。患者吸气时通过单向活瓣吸入麻醉混合气体，呼气时通过此活瓣直接排放于大气中，不再吸入。因此，肺泡内气体组成成分很快接近吸入气体的成分，这样可迅速地排除气道和肺泡内的氮气（除氮法），加速麻醉诱导。而停止给药，体内的麻醉药就可很快排出，减浅麻醉，迅速苏醒。

单向呼吸活瓣种类较多，常用的有滑动式活瓣。其优点为呼吸无效腔和阻力较小，多用于婴幼儿，可进行辅助或控制呼吸。但长时间使用易致气道黏膜干燥和热量丧失。另外，呼气中的水蒸气或气管内分泌物等进入活瓣常使其滑动不灵活，增加呼吸阻力，甚至出现粘住不动的情况。还有送气量过大可将活瓣冲向吸气侧而不能返回，如不及时缓解，则可造成肺泡过度膨胀，以致造成破裂、气胸等严重意外，不能不引起注意。

单向活瓣常接气管导管维持麻醉，并能保持自主呼吸，也可施行间断辅助呼吸。使用肌松药或开胸手术的患者，可行控制呼吸。

（六）密闭法通气系统

气流在密闭法装置中运行，吸气和呼气完全不与大气相通，患者呼气中的 CO_2 由碱石灰吸收后与麻醉混合气体汇合全部被再吸入。根据气流运行的形

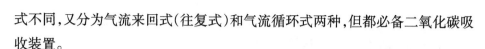

式不同,又分为气流来回式(往复式)和气流循环式两种,但都必备二氧化碳吸收装置。

1.来回式密闭法。来回式密闭法由CO_2吸收罐和贮气囊组成,附有氧气或麻醉混合气体的连接管及调节贮气囊容量的活门。当与密闭面罩或气管导管衔接并通入氧气时,患者呼气通过CO_2吸收罐进入贮气囊,吸气时再通过CO_2吸收罐吸入贮气囊内的混合气体及新补充的麻醉混合气体,这样呼气中的CO_2经来回二次吸收。当贮气囊内气体过多时可从活门放出。来回式吸收CO_2效率高,器械无效腔和阻力小。但CO_2吸收罐接近患者面部,妨碍头颈部手术;碱石灰粉末也易被吸入肺内。用前应先喷水将碱石灰湿润,并挤压贮气囊数次以吹出粉末,防止粉末吸入肺内。现已很少使用。

2.循环式密闭法。循环式密闭法也由CO_2吸收装置、贮气囊(或人工通气机衔接管)、吸气和呼气活瓣、蒸发器、两根螺纹管、三通接头等组成,并附有密闭面罩、压力调节阀(排气活门)、供氧装置等。患者呼气时吸气活瓣关闭,呼气沿呼气螺纹管经呼气活瓣进入CO_2吸收罐再入贮气囊;吸气时呼气活瓣关闭,吸气活瓣开放,贮气囊内混合气体汇合新输入的麻醉混合气体经吸气螺纹管吸入肺内。气流在循环式装置中单向循环重复流动。蒸发器位于环路内,在低流量时容易加深麻醉。蒸发器位于环路外,在低流量时不易加深麻醉,多用于高流量半密闭法机械通气,并用精密蒸发器使麻醉药浓度恒定。

循环式密闭法的优点是吸入气体温度及湿度接近体内,不使气道黏膜干燥;因麻醉药重复吸入、耗量很少,且不污染室内空气;还便于施行辅助或控制呼吸。不足之处是自主呼吸时呼吸阻力较大,CO_2吸收不全时易产生CO_2蓄积。

三、常用麻醉机

麻醉机提供不同成分的混合性麻醉气体,如氧、氧化亚氮、空气和吸入性麻醉药蒸气。这些气体进入呼吸环路,该环路可实现正压通气,并通过最大限度地减少二氧化碳重吸入或利用二氧化碳吸收装置以控制肺泡的二氧化碳分压。

(一)空气麻醉机

空气麻醉机类型很多,但结构大同小异。基本结构均有:①乙醚蒸发器,多为灯芯型表面蒸发器。②乙醚调节开关,可任意调节乙醚浓度,上海产106

型的开关在正中位时乙醚浓度最高,如将开关顺时针旋转时则空气吸入量增多,而乙醚浓度逐渐降低,直至完全关闭,只能吸入空气;如将开关逆时针旋转时则可进入氧气,乙醚浓度逐渐降低直至消失,同时空气入口被关闭,只吸氧气,因此需供给足量的氧气流量才能满足通气量。③折叠风箱,可用作辅助或控制呼吸。④螺纹管。⑤单向活瓣等。

空气麻醉机携带轻便、使用方便,特别是缺少氧气供应时也可使用,所以适合战时野外应用。可行辅助或控制呼吸,能满足开胸等各种手术的需要和呼吸管理。但乙醚蒸气浓度较低,只能用于麻醉维持,乙醚耗量也大,且污染室内空气。

1.实施方法。麻醉诱导后,将空气麻醉机与密闭面罩或气管导管衔接。麻醉维持时,先将风箱拉起,当患者吸气时,乙醚蒸气和风箱中的氧或空气经吸气活瓣吸入肺内;呼气时经呼气活瓣排出体外。需要进行辅助或控制呼吸时,可拉起及压下折叠风箱。用乙醚调节开关调整患者麻醉深度。

2.注意事项。使用前必须检查呼吸活瓣是否灵活;在无氧气情况下,切忌将空气入口关闭,以免造成通气不足;添加乙醚时不要超过刻度;呼吸阻力稍大,小儿麻醉时应给予辅助呼吸,成人也应间断辅助呼吸以保证足够的通气量。战时应用须改用非易燃性麻醉药,勿使麻醉过深。

（二）直流式麻醉机

直流式麻醉机由高压氧气衔接头、流量表及气泡式蒸发器串联组成。此装置能供氧或氧和挥发性麻醉药的混合气体。输出接头用橡胶管与"T"形管或其他麻醉装置连接就能进行麻醉。调节蒸发器开关即能控制麻醉深度。常用的麻醉装置有:①吹入法装置;②单向呼吸活瓣吸入装置;③"T"形管;④"T"形管改良装置;⑤来回式密闭麻醉机等。

（三）循环密闭式麻醉机

1.结构。循环密闭式麻醉机种类繁多、形状各异,但结构原理基本一致,基本结构已如前述。现代麻醉机除附有人工通气机外,还可装备气道内压力表、呼气流量表、气道压力和断氧等报警器,以及废气清除管等。

2.实施方法。麻醉前先接通气源即氧气,检查呼吸活瓣是否灵活,循环环路有无漏气,安装CO_2吸收罐并检查碱石灰是否失效等。

循环密闭法麻醉:全麻诱导前先将机内氮气排除,然后麻醉医生将密闭面罩置于患者口鼻部,左手压住面罩并托起下颌,右手握贮气囊随患者自主呼吸稍加辅助,每呼吸4~5次,排空贮气囊一次,再充满氧气,反复2~3次即洗出体内氮气。排氮后逐渐开启麻醉蒸发器调节开关,吸入麻醉气体,或配合静脉麻醉药及肌松药进行气管插管,再与气管导管衔接。麻醉医生手握储气囊随时可以进行辅助或控制呼吸。循环式密闭法装置应注意:由于阻力稍大,应间断给以辅助或控制呼吸;精密蒸发器的调节开关有精确的浓度刻度,但一般蒸发器的调节开关的刻度只标明开口大小而不代表浓度,故应间断开闭,切忌持续开放造成麻醉过深意外。

半密闭法吸入麻醉:可用氧—氧化亚氮、氧—氧化亚氮—挥发性麻醉药及氧—挥发性麻醉药等配方进行各种吸入麻醉。实施时应开启半密闭活瓣,关闭或不关闭 CO_2 吸收罐。如能安置专用精密蒸发器,可调节所需麻醉药蒸气浓度恒定吸入。

供氧或人工通气:现代麻醉机多可用手法人工通气,或附有人工通气机,在静脉麻醉时,也可接循环密闭式麻醉机供氧及进行辅助或控制呼吸。麻醉维持尽量避免用100%纯氧,以免术后发生吸收性肺萎陷。

(四)麻醉机附属装置

1.气源。包括储气筒、减压阀及流量表。

(1)储气筒:是耐高压的钢筒。分别储存氧、氧化亚氮或二氧化碳。其筒内压力由高压表显示,即 kg/cm^2。例如氧气筒充满气体时达130~150kg/cm^2。而氧化亚氮是以液体形式储存,其压力一般为40~60kg/cm^2。

(2)减压阀:高压气流必须经过减压后方能供麻醉机使用。麻醉用减压阀常在高压表内,并置安全阀,使导出的气体压力一般为3.5kg/cm^2(2.0~7.0kg/cm^2)。

(3)流量表:显示每分钟气体流量,一般以L/min标计。最常用浮旋表。其流量数值以倒锥浮旋标锥底或球旋标所指向的玻璃管刻度读出,误差约在2%以下。此外有水柱表、滑行表、浮柱表及弹簧钢丝盘表等。

中心供气方式:将液氧、压缩空气或氧化亚氮的大型贮气筒集中放置在手术室外中心气体站,并列连接通过减压阀后用管道输送到手术室内。为防止接错,应配置各种气体专用接口以及不同颜色的麻醉机气源连接管道。管道内压经常维持在3.5kg/cm^2。也有采用空气压缩机代替压缩空气筒。

注意事项:①高压氧气筒开关、高压表、流量表及麻醉机开关绝对不可涂油,以防爆炸;②开启高压氧气筒前必须先关闭流量表开关,开启时应使开关或高压表等面向无人处,以防万一发生故障,阀栓冲出伤人;③用毕后一定要关闭气源开关,否则漏气浪费或使高压表失灵;④中心供气应注意供气压力,压力过高或过低均可使麻醉机发生故障。

2.蒸发器。也称挥发罐。最简易的即为表面型蒸发器,气体直接通过挥发性吸入麻醉药液面或液面下,使麻醉药挥发的蒸气一起被患者吸入。理想的蒸发器要求制成不受各种因素影响而能经常产生恒定浓度的麻醉药蒸气最为理想。而实际的汽化效率常受挥发性麻醉药液的温度、液气接触面积及气流量所左右。根据蒸发器在麻醉机环路位置的不同,分为环路内蒸发器和环路外蒸发器。前者蒸发浓度与患者通气量和蒸发器开关开启时间呈正比,因此只能间断开放,且浓度不十分准确。后者由专用的输氧管从一端通入蒸发器,一部分氧气作为载气携带麻醉药蒸气从另一端送入麻醉环路,因而少受通气量的影响,能够准确调节浓度并维持恒定。现代蒸发器只对专一的麻醉药定标,并有专用的加药器以防加药失误,如氟烷蒸发器、恩氟烷蒸发器、异氟烷蒸发器、七氟烷蒸发器和地氟烷蒸发器。其中地氟烷蒸发器是加热型,并具有气体加压,以补偿该麻醉药相对较高的蒸气压和高浓度蒸发时的过度冷却。

3.二氧化碳吸收装置。CO_2吸收装置是循环式密闭法麻醉所不可缺少的关键设备。现多用圆形塑料制的CO_2吸收罐,其容量大小相当于成人潮气量的单层罐(一段式)或2~3L的2~3层罐(多段式)。内装CO_2吸收剂,几乎全部使用碱石灰。最为常用的是氢氧化钠碱石灰(钠石灰),是氢氧化钠(5%)、氢氧化钙(80%)和硅酸盐等加适量水分(15%)所组成。此外,还有钡石灰和钙石灰。钡石灰由20%氢氧化钡和80%氢氧化钙组成,有时还含有少量氢氧化钾,其CO_2吸收能力优于钠石灰。而钙石灰是较新的二氧化碳吸收剂,主要由氢氧化钙和氯化钙组成,其最大的优点是不含氢氧化钠和氢氧化钾,有利于减少一氧化碳和复合物A的生成,但是价格较贵。吸收剂颗粒大小以每平方厘米4~8粒为宜,颗粒过大,接触面积小影响吸收效果,颗粒过小影响通气,增加呼吸阻力。碱石灰吸收CO_2时的化学反应方程式如下。

$$CO_2+H_2O \rightarrow H_2CO_3$$
$$2H_2CO_3+2NaOH+Ca(OH)_2 \rightarrow Na_2CO_3+CaCO_3+4H_2O$$

上述化学反应进行非常迅速,呼出气体中的CO_2只要与碱石灰接触立即被吸收。同时产生很大热量,使碱石灰罐温度升高。结果$Ca(OH)_2$变成$CaCO_3$,使碱石灰变硬,吸收CO_2能力下降。由于吸收CO_2时的放热反应,故一般可根据碱石灰罐的发热情况判断其吸收CO_2的性能。碱石灰恢复吸收CO_2功能的反应如下列方程式。

$$Na_2CO_3+Ca(OH)_2 \rightarrow 2NaOH+CaCO_3$$

此种反应比较缓慢。为了充分散热或冷却,一般根据碱石灰质量每$30 \sim 240min$更换一次。碱石灰有效时间也根据质量可连续$4 \sim 8h$以上。

一般碱石灰都加着色pH指示剂,吸收CO_2后颜色变浅或变白色,质地变硬,吸收CO_2的能力显著下降或消失。$4 \sim 8$筛目的碱石灰充满CO_2吸收罐时,一般与罐壁相接的地方阻力低,因此气流沿罐壁通过(层流现象),外层碱石灰先被消耗,而中心部未充分利用。现将碱石灰罐增大,碱石灰量也增至潮气量的$2 \sim 3$倍,或用多段式吸收罐来避免层流现象。应用碱石灰应注意:①碱石灰装罐前必须认真筛净粉末,以免吸入肺内诱发肺水肿或支气管痉挛;②CO_2吸收罐必须装满碱石灰,以减少器械无效腔量;③CO_2吸收罐过热时,应及时更换并行降温处理;④碱石灰失效时应及时更换,以免造成CO_2蓄积。

七氟烷与CO_2吸收剂可发生反应,产生降解产物,主要是复合物A。影响因素有应用低流量麻醉、使用钡石灰而不是钠石灰、呼吸环路中七氟烷浓度过高、吸收剂温度过高等。但临床使用浓度范围的七氟烷尚未发现对人有明显的毒性。

另外,干燥的钠石灰和钡石灰可将吸入性麻醉药降解为有临床意义浓度的CO,使血中碳氧血红蛋白浓度明显升高。若吸收剂和麻醉药接触时间延长,或吸收剂停止使用2d以上(尤其在周末以后),更易发生CO中毒,应引起注意。

4.麻醉废气的处理。开放式、半开放式或半密闭式吸入麻醉时部分或全部带有挥发性麻醉药蒸气或气体麻醉药排放于大气中,污染室内空气,危害医务人员的身体健康,需要加以处理。

(1)吸引排放法:于开放法或半开放法、半密闭法麻醉时,应安置呼出气体管道接吸引装置或排气泵等,将排出的带麻醉药的气体引出室外。

(2)吸附装置:在半密闭式排气口安置吸附装置,如活性炭可吸附呼出的挥发性麻醉药蒸气达99.9%。而氧化亚氮则不能被吸附。在夜间被吸附的挥发性麻醉药蒸气还可能分离出来。

（3）冷却凝集法：将呼出的挥发性麻醉药蒸气收集在一降温的容器内，当温度降至-90℃时，挥发性麻醉药则液化成液体而被收集起来。

四、低流量密闭麻醉的基本原理

低流量密闭麻醉（LFCA）是指采用循环密闭环路下新鲜气流量不超过1L/min（通常＞500mL/min）。优点主要有麻醉平稳，麻醉用药量少，降低医疗费用；减少手术室内及大气环境污染；更好地掌握吸入麻醉相关理论及麻醉机、监护仪器的使用等。近年来，由于新型吸入性麻醉药的价格昂贵、麻醉机及监测仪器的进展，密闭式低流量麻醉重新被人们所重视，尤其Lowe提出了完整的吸入麻醉药的摄取、分布理论，已发展到可按麻醉药剂量调节麻醉深浅。因此，首先需要复习低流量密闭麻醉有关的基本原理。

（一）Brody体重$kg^{3/4}$法则

由于机体代谢所需血、气量与体重成正比，因此按kg体重的3/4指数可求得血、气生理参数，有利于麻醉时参考，现举例如下。

每分钟氧耗量（VO_2）=体重$kg^{3/4}×10mL/min$

每分钟CO_2产生量（VCO_2）=体重$kg^{3/4}×8mL/min$

心排血量（Q）=体重$kg^{3/4}×2dL/min$

每分钟肺泡通气量（VA）=体重$kg^{3/4}×160mL/min$（保持肺泡CO_2浓度在5%）

为了快速及简化计算方法，Lee提出以下公式。

体重$kg^{3/4}≅0.3$体重kg+3

方便了计算，且数值非常近似。例如，体重60kg患者的生理参数计算如下。

$VO_2=(0.3×60+3)×10=21×10=210（mL/min）$

$VCO_2=(0.3×60+3)×8=21×8=168（mL/min）$

$Q=(0.3×60+3)×2=21×2=42（dL/min）$

$VA=(0.3×60+3)×160=21×160=3360（mL/min）$

（二）时间平方根摄取法则

近年，Lowe研究发现，人体对1.3MAC氟烷、恩氟烷、甲氧氟烷、异氟烷、乙醚和65%N_2O的摄取率与时间平方根成反比，其累积所需剂量与时间平方根成正比。又证明各药的摄取率还与MAC、血/气分配系数及心排血量成正比。如动脉血药浓度恒定,在麻醉诱导后7min时的摄取率等于该时各器官摄取之和,计算公式如下。

Q_{AN}(气体)$=C_a×Q×t^{-1/2}$mL/min$=C_A×\lambda_{B/G}×Q×t^{-1/2}$

由于$C_a×Q$是每分钟动脉运送麻醉药剂量,也是很重要的参数。

累积剂量(QAN)在t分钟时相当于摄取率的积分。

$\int_0^t C_a·Q·t^{-1/2}dt=2C_a·Q·t^{-1/2}+C$(C为常数)

Q_{AN}(气体)$=2C_a·Q·t^{-1/2}$(mL)

即累积剂量(QAN)气体等于2倍每分钟动脉运输量乘以时间平方根。如挥发性麻醉药按液体计量,则应除以每毫升液体的蒸气量。

五、低流量密闭麻醉的应用方法

(一)蒸发器的选择

1.专药蒸发器。在中高流量供气时可以提供较正确的麻醉药浓度,但在密闭式小流量麻醉时,即气流量在1.0L/min以下时,专药蒸发器释出浓度则明显低下,气流量越小,实际吸入气浓度与蒸发罐标示浓度的差距越大,甚至相差一半左右。低流量密闭麻醉使用的蒸发器应能在200mL/min甚至更低的流量下使用。

2.注射式蒸发器。即在密闭环路呼出端(环路内)接一个倒"T"形金属或塑料蒸发管,挥发性麻醉药自其侧管注入,使蒸气均匀地挥发至整个密闭环路内。可随剂量迅速调整麻醉药浓度。也可用微量泵持续注入,避免间断向环路内注药,麻醉药浓度波动较大,从而维持较恒定的麻醉深度,是经济实用的蒸发器。一般用20mL注射器即可满足正常手术时间的需要。注射器应有醒目标志,注明是非静脉注射用药。

(二)麻醉前的准备

麻醉用具安置及检查应首先安置CO_2吸收罐,钠石灰应含15%水分,否则可降低吸收CO_2效应,且可吸收大量挥发性麻醉药。当钠石灰被呼出气水蒸气湿化,又可释放吸收的麻醉药。同时应充气检查环路是否密闭,有否漏气,活瓣开闭是否灵活。如应用N_2O密闭麻醉,必须安置脉搏氧饱和度仪,并检查N_2O流量表与氧流量表流量是否正常。

(三)麻醉期间的监测

应用低流量麻醉时,除了常规监测 ECG、BP 及 SpO_2 外,还应监测以下参数。

1.氧浓度。包括吸入、呼出气中的氧浓度。

2.通气量。包括潮气量和每分通气量,有助于了解环路的泄露情况。

3.CO_2。通过二氧化碳波形图监测呼气末和吸入气中 CO_2 浓度,特别是吸入气中的 CO_2 浓度可反映通气量是否足够、有无重复吸入、CO_2 吸收剂是否失效等。

4.麻醉气体浓度。可防止过量注入麻醉药而浓度过高抑制循环功能,从而导致预计单位量大于实际摄取量而造成的麻醉过深。

5.气道压。

(四)N_2O 低流量密闭麻醉的应用

N_2O 吸入麻醉通常多应用半密闭式,维持氧浓度在 35% 以上较为安全,但对手术室内空气污染较重。因而近年又开始应用密闭式麻醉。诱导前必须用纯氧 6~10L/min 去氮 3~15min,然后用 100% N_2O 5~8L/min 半密闭吸入直至呼气末氧浓度降至 0.3~0.4 再开始给氧,给氧量不应少于氧耗量(VO_2)。N_2O 量按 Lowe 时间平方根公式,第1分钟给摄取单位剂量,间隔 $1(0~1^2)$min、$3(1^2~2^2)$ min、$5(2^2~3^2)$min,每分钟应给以 1/3 单位剂量,9min 以后,间隔 $7(3^2~4^2)$min,每分钟应给 1/7 单位剂量,间隔 $9(4^2~5^2)$min 应给 1/9 单位剂量,以此类推。总之,N_2O 密闭麻醉必须有氧浓度或脉搏氧饱和度仪监测。

(五)挥发性麻醉药注入法应用方法

循环密闭环路内注入挥发性麻醉药要求蒸发器简单,按照 Lowe 时间平方根给药原则,结合患者血压、血氧变化间断或持续滴入给药,是较有效而实用的方法,如能配备麻醉气体分析仪,则更能安全地掌握麻醉深度。

通常在前 9min 内需以每次 0.5mL 左右间断给药达 4 个单位剂量,以后每一时间平方根间隔分次给 1 个单位剂量。实际应用时开始 25min 内的应用剂量很不稳定,常超过或少于单位剂量,可能与麻醉诱导方法不同,影响心排血量有关。如并用 65%N_2O,则受第二气体定律影响,增强挥发性麻醉药效应,甚至使后者单位剂量减半。

常规快速诱导插管,给氧流量250mL/min控制呼吸,再用注射法维持麻醉,则除了第1分钟给药量大于单位剂量外,维持相同肺泡气吸入麻醉药浓度在前25min剂量小于单位剂量,恐与静脉复合用药抑制心排血量有关。25min后时间平方根间隙给予吸入麻醉药的单位剂量均趋于一致。如维持肺泡气1%恩氟烷浓度需单位剂量约为$0.8mL/m^2$,维持1.5%恩氟烷需$1.2mL/m^2$,维持2%恩氟烷需$1.5mL/m^2$,同样维持1%异氟烷浓度约需$0.7mL/m^2$,维持1.5%七氟烷浓度约需$0.9mL/m^2$,较Lowe计算公式稍多,但仍遵循时间平方根摄取法则。又按体表面积计量个体差异较以体重计量为小。

(六)借用乙醚蒸发瓶的应用方法

国内基层医院常借用乙醚蒸发瓶应用氟类麻醉药,由于浓度不易控制,又不稳定。易受液量及室温影响。如开蒸发瓶,人工呼吸1~2次即行关闭,麻醉药吸入及呼末浓度骤升,如恩氟烷分别达3%~6%及2%~3%,旋即下降,5min后吸入及呼末浓度即达平衡,降至0.8%~1.6%。所以应用时需不断开、闭蒸发瓶调节吸入麻醉药浓度。如不具备麻醉气体分析仪时,只能以平均血压为准,尽量维持在低于术前1kPa左右为宜。往往每次打开蒸发瓶呼吸1~2次即应关闭,根据呼末浓度或血压确定再次打开蒸发瓶。值得注意的是,蒸发瓶在环路内,呼出气水汽常凝结成水潴留在蒸发瓶内,常被误认为麻醉药未蒸发完。但仔细观察可见麻醉药如油珠浮在水面上,应及时去除水分。如蒸发瓶在环路外,则密闭式低流量很难借用此蒸发瓶进行氟类麻醉药加深麻醉。建议改用环路内注射法。在战时野外手术或国内基层医院多用此法进行静-吸复合麻醉。

六、吸入麻醉中的异常情况

麻醉前准备不妥、麻醉操作不当或麻醉药及手术刺激都可引起麻醉意外或并发症,威胁患者生命,因此,麻醉医生在麻醉前必须熟悉病情,充分做好预防和应急准备,保证患者术中安全。麻醉中最常见的呼吸和循环紊乱及心跳呼吸骤停。

(一)呕吐与反流

呕吐与反流是全麻过程中常见的异常情况,由此所造成的误吸甚至窒息,后果极为严重。呕吐是呕吐中枢兴奋通过神经、肌肉的协同动作,将胃内容物排出。呕吐前常反复出现吞咽动作。反流为胃内容物受重力作用,或因腹内压增高,在无呕吐动作的情况下,胃内容物逆流入咽喉腔,不易及时发现。

呕吐的原因:①如乙醚麻醉在第Ⅱ期末,兴奋呕吐中枢;②开放滴给时,咽下溶有乙醚的分泌物,刺激胃黏膜;③肠梗阻及饱食后创伤等患者和产妇等胃膨满状态下进行全麻;④缺氧和二氧化碳蓄积;⑤牵拉腹腔内脏等。

反流的原因:①麻醉中由于食管入口周围组织松弛或贲门阻力降低;②副交感神经紧张度增高的麻醉药如硫喷妥钠,使肠管蠕动亢进和贲门括约肌松弛;③密闭面罩正压给氧不当,使气流误入胃内;④胃肠减压管周围虹吸现象或挤压胃、食管等。

防止呕吐或反流引起误吸的措施:①麻醉前12h禁食,4h禁水(急诊患者除外)。②气管内插入附套囊的气管导管。③麻醉诱导力求平稳,遇有吞咽动作或出现恶心时,应给予纯氧吸入。④对于肠梗阻或饱胃患者,为防止误吸,应先让饱胃患者自行诱发呕吐,准备好负压吸引装置,行清醒气管内插管最为安全。一般操作可在头平位下操作,也有主张用头高位防止反流,但由于腹内压增高仍可造成反流,这时食管入口正处于声门裂上方,反流物正好覆盖声门裂,更易造成误吸。⑤静脉诱导时,助手用食指紧紧按压环状软骨(Sellick手法),可有效地压迫和阻塞食管,减少胃内容物被动反流的危险,并使声门后移,视野扩大,但不能防止主动呕吐。⑥对饱胃患者,麻醉结束时应在完全清醒后,头低位情况下拔除气管导管。如过早拔管,需使患者侧卧或半俯卧位。

呕吐及反流的处理:全身麻醉下出现呕吐与反流时应立即采取头低位,使声门裂高于食管入口,胃内容物离开声门,潴留在鼻咽腔处。再把头偏向一侧,使大量胃内容物即从口角流出,吸净上呼吸道,然后行气管内插管。在正压通气前应充分洗净气管导管,以免将胃内容物压入远端气道。一旦误吸呕吐或反流的胃内液体或食物,即可造成严重窒息或酸误吸(Mendelson)综合征。应进行支气管镜检查,将气道吸引干净,清除食物等异物。大量生理盐水灌洗并无益处。误吸血液,除非大量吸入,一般属良性。术后应严密观察,必要时行机械通气治疗,监测脉搏氧饱和度、血气分析及复查胸片等。

(二)舌后坠

全身麻醉后咬肌松弛,或麻醉终了尚未清醒时下颌关节松弛,使舌根后坠阻塞咽喉通道,造成呼吸道完全或部分梗阻,出现鼾声,都必须及时纠正,托起下颌,或放置口咽通气道,防止舌根紧贴咽后壁。但浅麻醉下置口咽通气道易引起呕吐或喉痉挛,应予注意。

(三)分泌物过多

麻醉时分泌物过多可造成呼吸道不同程度的梗阻,出现鼾声,小儿尤为严重。所以,必须在麻醉前30min肌内注射适量阿托品,以抑制口腔及气管黏膜腺体分泌。急诊手术应经静脉注射阿托品。用量不足或注射后立即麻醉常是分泌物过多的原因。如麻醉中出现分泌物过多,尽量将头放低,使分泌物离开声门流至鼻咽腔,加深麻醉后再吸引清除。已行气管插管,也应及时吸除。当分泌物逐渐增加时,应静脉追加阿托品或其他抗涎药。

(四)喉痉挛

喉痉挛是功能性上呼吸道梗阻,也是麻醉下防止异物侵入气道的一种防御反射。其发生的原因均在麻醉过浅或由于硫喷妥钠等药物使咽喉部应激性增高的状态下,对咽喉部的直接刺激或对远隔部位的间接刺激引起。如寒冷的乙醚蒸气吸入过快,分泌物、喉镜、口咽通气道或吸痰管等对咽喉的刺激,以及牵拉腹膜、胆囊、直肠或压迫腹腔神经丛等引起的神经反射等,都可引起喉痉挛。在缺氧及二氧化碳蓄积时,更容易诱发或加重喉痉挛。

喉痉挛的处理必须以预防为主,尽量避免上述导致喉痉挛的原因。临床剂量的阿托品根本不能有防止喉痉挛的作用。一旦发生喉痉挛,应立即停止刺激,根据其严重程度,分别给予处理。

轻度喉痉挛:吸气时声带紧张,声门裂变窄,发出高亢的喉鸣声(如笛鸣),在开放滴醚时较为常见,减缓滴醚或使分泌物离开声门,解除局部刺激,常可使喉痉挛缓解。反之,加重刺激则可发展成中度或严重喉痉挛。

中度喉痉挛:由于保护性反射,呼气时假声带也紧张,气流受阻而发出粗糙的喉鸣,在吸气时可有三凹体征和发绀,这时要立即解除原因,即在吸气时正压给氧,可有效地解除喉痉挛。但应注意将下颌托起,除外机械梗阻因素。

严重喉痉挛:咽喉部肌肉皆进入痉挛状态,声带、假声带和杓状会厌襞完全内收,使气道完全梗阻,可有三凹体征及严重发绀。此时正压呼吸难以奏效,应立刻静脉注射琥珀胆碱,正压面罩给氧或行气管插管。也可用16号针头进行环甲韧带穿刺或紧急气管切开。如在静脉注射硫喷妥钠时发生喉痉挛,应加快注入硫喷妥钠使呼吸停止,反可解除喉痉挛,同时做人工呼吸数分钟,即可恢复呼吸。总之,要分秒必争,稍有贻误即可危及生命。

(五)咳嗽与呛咳动作

咳嗽是一种防御反射。当意识存在时,咳嗽反射受上位中枢抑制,麻醉后,由于失去了上位中枢的抑制作用,使咳嗽的阈值降低,因此,气管内一些较弱的刺激,即可引起强烈的咳嗽。此外,巴比妥类静脉麻醉药使副交感神经紧张度增高,更易诱发咳嗽。诱导期寒冷的乙醚蒸气或气管内分泌物的刺激均易引起咳嗽。浅麻醉下插入气管导管,由于气道敞开,不能形成咳嗽,但仍可出现胸腹肌阵发性紧张类似咳嗽的动作,称为呛咳动作。浅麻醉下移动气管导管,手术直接刺激气管、肺门,吸痰管刺激隆突部位等,都可引起呛咳动作。连续咳嗽使胸腔内压上升,静脉回心血量减少,每搏量降低,同时肺通气量明显减少。因此,对心、肺功能较差的患者负担较大。反复咳嗽使气管分泌物积存于喉头,常成为诱发喉痉挛的原因,有时咳嗽与喉痉挛同时存在。

气道对异物刺激的感受性和耐力同异物停留的时间长短有密切关系,停留的时间越长,越增加耐力,所以,插管时虽产生呛咳动作,但插管后如不移动导管,2~3min后呛咳动作多可自行缓解。

预防措施应劝患者麻醉前1~3周严格禁烟,尽量控制慢性支气管炎。避免用刺激性吸入麻醉药诱导,多用静脉麻醉加肌松药诱导,气管插管前辅用表面麻醉,静脉注射利多卡因50mg或芬太尼0.2mg,多可防止插管后的呛咳动作。

(六)惊厥

全身麻醉过程中,患者可能发生全身痉挛,最多见的原因是室温过高、缺氧及二氧化碳蓄积所致;患者合并发热、脱水及电解质紊乱,小儿在乙醚麻醉下体温升高,更易发生惊厥;此外,潜在有神经系统疾病(如脑膜炎、脑瘤或癫痫等)及局麻药过量中毒等也可引起惊厥。惊厥之前,多在颜面肌群先出现细小的痉挛,进而扩展到大肌群。惊厥可使循环障碍恶化、耗氧量增加,所以必须迅速去除原因。同时要维持气道通畅,充分供氧;静脉注射硫喷妥钠、地西泮或琥珀胆碱控制惊厥;如使用乙醚或恩氟烷,应更换其他药物;对体温上升的患者应立即行体表冰袋等降温措施,以降低体温。

(七)呃逆

呃逆为膈肌不自主阵发性收缩,显著地影响通气及手术操作。麻醉及术中诱发的原因尚不完全清楚,手术时强烈牵拉内脏或直接刺激膈肌和膈神经,都可能发生呃逆。此外,用面罩正压人工呼吸时,大量气体压入胃内也可能出现呃逆。一旦出现顽固性呃逆时,全麻患者应减浅麻醉,用吸痰管刺激鼻黏膜或气管壁常可收效。加深麻醉有时也可使呃逆消失。也可静脉注射异丙嗪25mg或氯丙嗪12.5mg而见效。如用肌松药抑制呃逆使呼吸停止,进行控制呼吸,待呼吸恢复后多不再呃逆。无效时可反复用哌甲酯20mg静脉注射。清醒患者还可针刺天突、内关或用手指重压剑突下方,可收到良好效果。

(八)体温增高和降低

全麻药及神经阻滞药多能抑制体温调节中枢或周围神经,妨碍机体对体温的调节,容易受周围环境温度的影响。尤其小儿体温调节中枢发育不全,出汗较少,肌肉薄弱,体表面积又小,体温更易随环境温度变化而改变。老年人代谢率较低,常引起体温下降。麻醉中引起体温增高的因素,除了恶性高热极少见外,常见的多为手术室内温度和湿度过高,通常室温超过28℃极易使体温升高,特别当无菌单覆盖过严,使体热不易散发;麻醉前用阿托品又可抑制出汗,开颅手术在下视丘附近操作,输血、输液反应等也可使体温升高。麻醉过浅、循环密闭法麻醉、二氧化碳蓄积以及患者术前有感染发热、脱水、甲状腺功能亢进、肾上腺皮质增生症和嗜铬细胞瘤等,均为体温上升的因素。体温上升至40℃以上常导致惊厥,处置不当也有致命危险。所以麻醉中必须严密监测体温,严格控制室内温度不得超过25℃。一旦出现体温升高,即应用冰袋等物理降温措施降温。

体温降低的因素也因手术室温度过低,如在20℃以下,全麻后极易产生体温下降及寒战,尤其新生儿及婴儿甚至降至30℃而并发硬肿症。一般术野暴露范围过大,手术时间太长,皮肤消毒时酒精蒸发及肝移植无肝期都能使体温下降。开放吸入麻醉丧失热量较多,全身麻醉药及血管扩张药引起血管扩张,肌松药使肌肉松弛,大量输入低温库血,也能促使体温下降。体温下降后,吸入麻醉药肺泡气最低有效浓度(MAC)降低,麻醉易加深。体温过低也易引起术后苏醒延迟、呼吸抑制延长及增加肺并发症。因此,手术室室温在婴幼儿麻醉时应保持在25℃左右,成人应在22℃左右为宜。小儿麻醉及成人心血管等大手术中要进行体温监测。一旦出现体温下降时,应用物理方法复温。

(九)恶性高热

恶性高热是指某些麻醉药激发的全身肌肉强直性收缩并发体温急剧上升及进行性循环衰竭的代谢亢进危象。国外的发病率为(1~1.6):100000,近年来,我国个案报道有逐渐增加的趋势,应引起重视。恶性高热的死亡率曾高达73%,随着认识的提高,及早地进行有效治疗,可降到28%。发病机制至今尚未完全清楚,一般多认为有恶性高热家族史及肌细胞存在遗传性生理缺陷,在某些麻醉药物的触发下,肌浆网对钙离子易于释放而难于吸收,导致肌浆内钙离子急剧升高,使肌纤维呈持续性强直收缩,产生大量体热。由于肌代谢亢进,消耗大量ATP,终致循环衰竭。所以,恶性高热并不是通常麻醉中发生的单纯体温升高,而是有一系列急剧严重的病理生理变化,且好发于青壮年。容易激发恶性高热的麻醉用药中最常见的为卤族麻醉药如氟烷、恩氟烷、异氟烷、地氟烷、七氟烷和去极化肌肉松弛药如琥珀胆碱等,还有吩噻嗪类如氯丙嗪和胺类局麻药如利多卡因、丁哌卡因等,也能激发恶性高热。

恶性高热的诊断除了根据所了解的家族史及麻醉用药外,其临床表现一般多有如下特征:①术前体温正常,吸入卤族麻醉药及静脉注射去极化肌松药后,体温急剧上升,每数分钟升高1℃,甚至高达43℃。碱石灰发烫,皮肤斑状潮红、发热。②全身肌肉呈强直样收缩,上肢屈曲挛缩,下肢僵硬挺直,直至角弓反张。任何肌松药不但不能使强直减轻,反而使强直加重。③急性循环衰竭多表现为严重低血压、室性心律失常及肺水肿。④血清肌酸磷酸激酶(CPK)极度升高,并有肌红蛋白尿。⑤离体肌肉碎片放入氟烷、琥珀胆碱、氯化钾或咖啡因溶液中呈收缩反应,即为阳性,约有90%的可靠性。此外,血气检查$PaCO_2$明显增高。pH下降、BE呈负值,说明有呼吸性及代谢性酸中毒,多可确诊。

对症治疗包括:①立即停止麻醉及手术,并用纯氧过度通气,如有可能,应更换麻醉机;②迅速用物理降温法(体表冰袋、体腔冰生理盐水或静脉注射冰生理盐水)降温;③积极纠正酸中毒,碳酸氢钠首次剂量为2~4mmol/kg,随后根据血气分析结果调整剂量;④用正性变力性药维持血压,心律失常通常在解除恶性高热的高代谢相时即可缓解;⑤用强利尿药保护肾脏功能,尿量应维持在2mL/(kg·h),以避免肌红蛋白对肾小管的损害;⑥高钾血症可用胰岛素和葡萄糖纠正,但当高热发作被控制后可能发生低钾血症。钙剂应避免使用。

药物治疗有:①丹曲林作用于横纹肌终板和肌纤维,抑制钙离子从肌浆网释放,又不影响其吸收,故使肌肉松弛。丹曲林首次静脉注射3mg/kg,5～10min重复一次,总量可达10mg/kg,或将丹曲林1000mg溶解在1000mL甘露醇溶液中静脉滴注,直到肌强直收缩消失,高体温下降为止。这是已知的唯一特异性治疗恶性高热的方法。但药源困难,须按地区组织药源备用。②普鲁卡因胺10～15mg/kg静脉注射,5～10min注完,有助于降低肌浆内钙离子浓度。也可将普鲁卡因胺溶于乳酸林格液中,以0.5～1.0mg/kg的速度静脉滴注,当肌强直和心律失常消失时即可停止静脉滴注,可惜效果很不显著。注意不能用利多卡因代替普鲁卡因胺。③地塞米松大剂量静脉注射,可能也有抑制麻醉药引起的肌强直及降温作用。

对家族成员发生过恶性高热的患者,以及其他恶性高热易感患者手术,应考虑局麻或区域麻醉,可用酯类局麻药普鲁卡因等进行阻滞,避免应用利多卡因和丁哌卡因。若选择全身麻醉,则应禁用强效吸入麻醉药及琥珀胆碱、氯胺酮、氯丙嗪,麻醉诱导和维持可选用巴比妥类药、苯二氮䓬类药、丙泊酚、麻醉性镇痛药及非去极化肌松药等。一般不主张用丹曲林预防易感患者发生恶性高热。

(十)燃烧和爆炸

麻醉期间,麻醉药发生燃烧和爆炸意外极为罕见,而一旦发生,则后果又非常严重,甚至可造成患者及医务人员伤亡、建筑物毁坏,因而必须提高警惕。具有燃烧和爆炸性质的麻醉药有环丙烷、乙烯和乙醚等,遇火可以燃烧和爆炸,前两药早已废用,乙醚在临床上也几乎不再使用。氧气和氧化亚氮有助燃作用,在氧化亚氮中浓度很低的乙醚(1.5%～24%,在空气中为1.9%～37%)可能发生燃烧,而在氧气中乙醚爆炸的浓度范围很广(2.1%～82%)。乙醚起火点为182℃,作为手术室内可以点燃乙醚蒸气的火源有明火、电热器热源、电火花及静电火花等。在预防措施上,尽可能避免使用易燃易爆的麻醉药,代之以静脉麻醉或非燃爆的吸入麻醉药,如恩氟烷、异氟烷或七氟烷等;必须使用乙醚时,要采取杜绝使用明火及电刀等电气设备,防爆电插头放在高处(乙醚蒸气比重较空气重);禁穿摩擦起静电火花的尼龙等化纤衣服及拖鞋;麻醉机螺纹管及贮气囊如为普通橡胶,易带静电,应以水冲湿,可减少静电;室内要通风、湿度保持在50%左右等措施,可以防止燃烧和爆炸,确保安全。手术室内应常备灭火器,CO_2和卤代烷灭火器可用于各种火灾,且不像干粉灭火器可产生大量颗粒污染。电器发生失火时应注意拔掉电源插头。

七、吸入麻醉后的并发症

(一)肺部并发症

吸入麻醉后比较常见。麻醉中气管导管和吸痰管无菌操作不够严格,常致术后咳脓痰。此外,刺激性吸入麻醉药会导致黏膜分泌增加,加之气管黏膜纤毛运动被抑制,使分泌物排出困难造成支气管堵塞,均易促进肺内感染。麻醉后咳嗽反射恢复不全,分泌物不易咳出,甚至还可发生吸入性肺炎。可能发生的并发症有支气管炎、肺不张、肺炎和肺脓肿。支气管炎等多在麻醉后48h内发生。表现为刺激性咳嗽,偶尔轻度发热,一般采用抗生素治疗,多能迅速治愈。肺不张好发于肺下叶,多在麻醉后48h发生,小范围症状多不明显,大范围可表现为呼吸困难,呼吸浅快,鼻翼扇动,发绀,气管向患侧移位,患侧反张呼吸,呼吸音减弱或消失,X线片可见纵隔移位和肺不张。一经诊断,应鼓励或诱发(用吸痰管刺激气管)咳嗽,以利肺泡膨胀和咳出阻塞物,必要时用气管镜吸除分泌物,即可解除肺不张。同时加大抗生素用量,防止发生肺炎和肺脓肿。

为预防肺部并发症,术前应禁烟2周;根治口内炎症及龋齿;对上呼吸道感染的患者最好不用吸入麻醉;痰量较多的"湿肺"患者,应选用支气管麻醉,并及时吸出气管内分泌物,尤其是气管内混有血液时,更应及时吸除。术后未清醒的患者应采取前倾半俯卧位,既保持呼吸道通畅,又防止误吸。清醒后的患者,给予适当的止痛药,防止创口剧痛影响咳嗽。在护理上勤翻身、叩背,鼓励患者咳嗽和深呼吸,以及协助排痰等措施,皆有利于避免肺部并发症的发生。此外,吸痰用具及气管导管灭菌及无菌操作极为重要。

(二)呕吐误吸

全麻恢复期也可能发生呕吐,尤其饱胃患者或开放滴醚麻醉时患者吞咽含乙醚的分泌物或空气,术后更易发生恶心、呕吐,并可能发生误吸窒息。特别是使用氯丙嗪常使咽喉反射恢复较意识恢复晚,更应警惕。所以,术后应采取半俯卧位,以防止误吸意外。

(三)舌后坠

麻醉恢复期或肌松药作用未全消失而使下颌关节松弛,可引起舌后坠造成呼吸道部分或完全梗阻,曾有因此造成致命后果者,不能不引起重视。所以术后必须及时发现和处理。如患者处于半俯卧位,多不致发生舌后坠。

(四)兴奋、不安

乙醚、氯胺酮或东莨菪碱麻醉后可能出现兴奋、不安或精神症状,随着麻醉苏醒多可逐渐消失,个别需要用镇静药拮抗或用毒扁豆碱催醒。如麻醉后由于通气不足或弥散性缺氧导致严重低氧血症,也可出现兴奋不安,必须提高警惕、及时纠正。

第二节 局部麻醉技术

局部麻醉也称部位麻醉,是指将局部麻醉药应用于身体局部,使机体某一部位的感觉神经传导功能暂时被阻滞,运动神经传导保持完好或者同时有程度不等被阻滞状态。这种阻滞应完全可逆,不产生组织损害。它包括局部表面麻醉、局部浸润麻醉、区域阻滞麻醉、神经传导阻滞4类。习惯上所称的局部麻醉不包括椎管内麻醉(硬膜外阻滞和蛛网膜下隙阻滞)。静脉局部麻醉也是局部麻醉的另一种形式。

局部麻醉主要适用于:①各种小型手术和全身情况很差难以耐受其他麻醉方法的病例;②辅助和增强其他麻醉方法,减少全麻用药量,以减少对机体生理功能的影响;③小儿应用时必须复合应用基础麻醉和浅全身麻醉。精神患者或神志不清患者或对局部麻醉药过敏患者都应是相对或绝对禁忌证。

一、局部麻醉方法

(一)表面麻醉

表面麻醉是应用渗透性强的局麻药施于黏膜表面,阻滞位于黏膜下神经末梢,使黏膜产生麻醉作用的方法。常用于眼结膜、鼻腔黏膜、咽喉黏膜、气管黏膜、角膜和尿道黏膜。一般眼科手术用滴入法,鼻腔手术采用棉片涂敷法,咽喉、支气管采用喷雾法,尿道则用灌入法。常用药物为1%~2%丁卡因溶液或2%~4%利多卡因。

(二)局部浸润麻醉

局部浸润麻醉是将局部麻醉药液直接注射到手术组织内,使其吸收并均匀分布阻滞神经末梢的疼痛传导的麻醉方法。

方法:应用0.25%、0.5%、1%普鲁卡因溶液,或0.25%～0.5%利多卡因,在手术切口一端做一皮丘,然后沿切口边注药边进针在皮内形成连续皮丘线。做新的皮丘时,注射针应在前一个皮丘内刺入,使患者在整个局麻过程中只有一次疼痛,这就是一针法。然后再经皮丘按层次浸润皮下、肌膜、腹膜或胸膜。使整个手术区域均受到阻滞,以获得良好镇痛和肌松作用。

(三)区域阻滞麻醉

区域阻滞麻醉是围绕手术区域在其四周及底部注射麻醉药,以阻滞周围的神经痛觉传导的麻醉方法。

方法:区域阻滞的操作方法和阻滞范围,据手术大小和病灶、肿瘤深浅而不同,手术部位浅者于手术部位周围包括基底部作圆形,菱形或三角形区域阻滞。手术部位较深者除周围阻滞外,还应深入到基底层做锥形阻滞,常用于头部区域阻滞、乳房区域阻滞、腹股沟疝区域阻滞等。

(四)静脉局部麻醉

肢体近端上止血带,由远端静脉注入局麻药以阻滞止血带以下部位肢体的麻醉方法,称为静脉局部麻醉。主要用于成年人的四肢手术。

1.操作方法。静脉局部麻醉操作方法具体包括:①在肢体近端缚两套止血带。②抬高肢体2～3min,用弹力绷带驱除肢体的血液。③将止血带充气至压力超过该侧肢体收缩压13.3kPa,然后放平肢体,解除弹力绷带。④经静脉缓解注射(90s以上)稀释的局麻药,一般3～10min产生麻醉作用。⑤多数患者在止血带充气30～45min后出现止血带部位疼痛,此时将远端止血带充气至上述标准,然后把近端止血带放松。在任何情况下,注药后20min内不可放松止血带。充气时间不宜超过1～1.5h;⑥若手术在60～90min未完成,而麻醉已消退,最好间歇放松止血带。恢复肢体循环1min后,再次充气并注射1/2首次量的麻醉药。

2.药物与剂量。利多卡因为最常用的局麻药,可采用大容量稀释的局麻药。上肢手术可用0.5%利多卡因50mL,下肢手术可用0.25%利多卡因60～

80mL,总量不要超过3mg/kg。氯普鲁卡因10%的患者可出现静脉炎,丁哌卡因效果好,但有松止血带后因心脏毒性致死的病例。

3.适应证。适用于能安全放置止血带的远端肢体手术,手术时间一般在1~2h内为宜。

4.并发症。主要是放松止血带后或漏气致大量局麻药进入全身血液循环所产生的毒性反应。

二、颈神经丛阻滞

(一)解剖

颈神经丛(颈丛)由颈1~4脊神经(C_{1-4})组成,除第1颈神经主要是运动神经外,其余3对颈神经均为感觉神经。前者支配枕骨三角区肌肉,故又名枕下神经,它在寰椎的后弓与枕骨之间,行于椎动脉之下。后3对神经离开椎间孔后,从后面横过椎动脉及椎静脉,嵌于横突的凹面,固定于横间肌之间,到达横突尖端时分为升支及降支,这些分支与上、下相邻的颈神经分支,在胸锁乳突肌之后连成一系列环状神经,称为颈神经丛。颈神经丛又分为浅丛及深丛,分别支配颈部相应的皮肤和肌肉组织,C_4支配的皮肤区域与T_2支配的区域相邻。颈浅神经丛位于胸锁乳突肌后缘中点,从这点呈放射分支向前即为颈前神经,向下即为锁骨下神经,向后上即为耳大神经,向后侧为枕小神经,它们支配头颈以及胸肩的后部,如披肩状。

(二)操作方法

患者去枕平卧,头偏向对侧,双手自然放于身体两侧。医师立于患者需要阻滞的一侧。

1.颈深丛多点阻滞法。在患者乳突尖下1~1.5cm处为C_2横突尖,用6~7号注射针头做皮丘,经皮丘垂直向下刺入,触及骨质感即为C_2横突,针尖稍后退注入局麻药5~7mL。并于胸锁乳突肌后缘,与颈外静脉交界后约1cm处做一皮丘,垂直进针,刺入骨质即颈4横突,注入麻药5~7mL,在C_2与C_4中点做一皮丘,垂直进针,刺到骨质,即C_3横突,注药5~7mL。即完成颈丛一侧麻醉。如上步骤完成对侧麻醉。可获得双颈深丛阻滞。颈部手术,一般阻滞6个(双侧)点即可满足手术要求。

2.颈深丛一点阻滞法。患者的体位、定位同颈深丛多点阻滞法。在C_4横突穿刺,有骨质感停止进针,回抽无血和液体,注入局麻药8~10mL。退针至胸锁乳突肌后缘肌膜下,注入局麻药8~10mL,阻滞颈浅丛。同样阻滞对侧。

3.颈浅丛阻滞法。体位同颈深丛多点阻滞法。自胸锁乳突肌后缘中点做皮丘,以5~6cm之针头垂直刺入深达肌膜下,向头侧及足侧,向对侧做一扇形阻滞。注射药量为10~15mL。切口处也以少量麻药做皮内、皮下浸润,以阻滞面神经分布及颈阔肌的颈支,使麻醉更安全。

4.局麻药的选择。根据手术的种类、时间的长短和患者的全身情况,选用1%~1.5%利多卡因、0.25%丁哌卡因、0.375%罗哌卡因或1%~1.5%利多卡因与0.5%丁哌卡因或0.1%~0.15%丁卡因混合液。局麻药中均宜加入1:200000的肾上腺素。

(三)适应证与禁忌证

1.适应证。颈浅丛阻滞适用于颈肩部浅表手术。颈深丛阻滞适用于:①甲状腺手术;②颈动脉内膜剥脱术;③颈淋巴结活检或切除术;④喉切除术;⑤气管切开术;⑥颈椎手术。

2.禁忌证。局部皮肤感染。颈椎损伤、脱位等颈椎不宜活动的患者。

(四)并发症

1.高位硬膜外麻醉。药液误入硬膜外间隙引起高位硬膜外麻醉,要严密观察,吸氧,必要时辅助呼吸,并注意维持循环的稳定。

2.全脊麻。药液误入蛛网膜下隙引起全脊麻,是严重的并发症,非常危险,按常规抢救处理。

3.局麻药中毒反应。注射针头刺入血管致药液入血或颈部血运丰富、药液吸收过快所致。

4.膈神经麻醉。阻滞时累及膈神经(由 C_4 及颈 C_3、C_5 小分支组成),出现胸闷、呼吸困难,吸氧即缓解。

5.喉返神经麻醉。喉返神经阻滞后出现声嘶或失音,呼吸困难。呼吸困难时可吸氧。

6.Horner综合征。表现为患侧眼睑下垂,瞳孔缩小,眼球下陷,眼结膜充血,鼻塞、面微红、不出汗等。是颈交感神经(星状神经节)被阻滞所致。

(五)注意事项

1.注药前回抽。注药前反复回抽注射器芯,是预防误入硬膜外腔、蛛网膜下隙和血管的好方法。当回抽无血或液体时方可注药。

2.及时抢救。边注药边询问患者的感觉或有何不适,严密观察患者。如注药中患者突然问话不答,出现昏迷,为局麻药入血中毒的表现。即停注药,吸氧,立刻静脉注射地西泮 10～20mg。如注药中突然出现惊厥,也可做如上处理。静脉注射琥珀胆碱制止惊厥,必要时行气管内插管通气供氧,直至自主呼吸恢复。

3.避免双侧颈深丛阻滞。以防止双侧膈神经和喉返神经麻痹。

三、臂神经丛阻滞

臂神经丛(臂丛)由 $C_{5～8}$ 及 T_1 脊神经的前支组成,有时 C_4 及 T_2 脊神经前支发出的小分支也加入。组成臂丛的脊神经出椎间孔后,走向外侧,其中 $C_{5～7}$ 前支沿相应横突的脊神经沟走行,在锁骨上部,前、中斜角肌的肌间沟分为上、中、下干。3条神经干经肌间沟下缘穿出,伴锁骨下动脉下行,在锁骨中点和第一肋之间进入腋窝顶部包绕腋动脉,形成4个终末分支:肌皮神经、正中神经、尺神经和桡神经,支配上肢的感觉和运动。

适应证:肌间沟法适用于上臂中、上1/3以及桡侧手术,尺侧易出现阻滞不全;锁骨上法适用于上臂1/3以下的手术;腋路阻滞法适用于肘关节以下的手术,易出现桡侧阻滞不全;用于上肢的疼痛治疗。

禁忌证:穿刺部位有炎症、感染;双侧上肢同时手术。

(一)腋窝臂丛(腋路)阻滞法

1.操作方法。

(1)体位:仰卧头偏向对侧,阻滞侧上肢外展90°,肘屈曲,前臂外旋,手背贴床且靠近头部呈"军礼状"。

(2)定位:先在腋窝触摸动脉搏动,再沿动脉上行到胸大肌下缘动脉搏动消失处,略向下取动脉搏动最高点作为穿刺点。

(3)操作:常规皮肤消毒后,左手食指按压腋动脉搏动处,右手持4.5cm长22G穿刺针在腋动脉搏动最高点与动脉呈10°～20°夹角刺入皮肤,然后缓慢进针直至出现刺破鞘膜的落空感。松开持针手指,针随动脉搏动而摆动,即进入腋鞘内。少数患者有异感。固定针头,回吸无血液流出。分别在动脉上、下缘及后方注入局麻药15mL、10mL、5mL。以阻滞尺神经、正中神经及桡神经。注药完毕后可见腋窝有棱状肿胀。将针尖拔出腋鞘,向腋窝顶方向刺入,注入局麻药5mL,以阻滞喙肱肌内的肌皮神经。将5mL局麻药注入腋动脉下方腋窝下缘皮下即可阻滞肋间臂神经。

2.注意事项。

(1)阻滞效果分析:穿刺点部位越高时,麻醉效果越好。腋路法进针点较低,常不能阻断腋神经、肌皮神经及肋间臂神经,是作用不全的主要原因。而上臂内侧及前臂内侧、肘部以下的尺侧手术麻醉效果都满意。

(2)多点阻滞:一般将麻药先从动脉的上缘,后从动脉的下缘分2次注入,注射在腋动脉周围,使局麻药液与神经分支密切接触。多点小量局麻药注药,麻醉效果完全。有异感出现,则效果会更好。但常因从上缘注入麻药后,大部分神经分支已被麻醉,患者不出现异感,以及局部肿胀等影响从动脉下缘穿刺注药,故有以下两点改进:第一,用2个穿刺针,分别从动脉上、下缘刺入腋神经梢后,再分别注入麻药;第二,从动脉上或下缘穿刺入腋鞘,一次穿刺成功将诱导量局麻药全部注入。不过,要根据手术部位决定从腋动脉上缘还是下缘进针,例如,桡侧部位的手术,桡神经在腋动脉的后方,若从动脉上缘刺入进针就比下缘进针效果较好。

(3)二次穿刺:当手术时间超过2h时,可重复穿刺,追加注药一次,用药量为首次量的1/2～1/3。

(4)严格用药量:两侧臂丛同时阻滞时,只能用一侧阻滞的药物剂量,若要用两个剂量,两侧阻滞时间应先后相隔30～45min,避免药物中毒的发生。

(二)锁骨上臂丛(锁骨上路)阻滞法

1.方法。

(1)体位:患者去枕仰卧,头偏向对侧,上肢下垂并紧贴体旁。

(2)定位:锁骨中点上方1～1.5cm处,即锁骨中点上缘触及锁骨下动脉搏动点。

(3)操作:常规消毒后,穿刺针刺入皮肤向第三胸椎椎体方向进针,深度一般为1～2.5cm,直到上肢出现异感或触及第一肋骨,沿第一肋骨面前后移动寻找异感,出现异感后回吸无血或气体即可注入局麻药20～25mL。

2.注意事项。定位简单,麻醉效果好。易发生血胸、气胸,要注意观察呼吸变化,一旦发生气胸,必要时施行胸闭式引流术。有时针尖触及第一肋骨面而无异感出现,不必反复寻找,将局麻药注于第一肋表面,同样可产生满意的阻滞效果。易损伤锁骨下动脉,造成血肿。

(三)肌间沟臂丛(肌间沟路)阻滞法

1.方法。

(1)体位:患者体位同锁骨上路阻滞法。

(2)定位:先定位胸锁乳突肌,由该肌后缘向后摸到一小条肌肉为前斜角肌,前、中斜角肌的间隙即肌间沟。于锁骨上约1cm处可触及细条横向走行的肌肉,即肩胛舌骨肌,该肌与前、中斜角肌构成一个三角,该三角靠肩胛舌骨肌处为穿刺点,遇肥胖、颈短患者肩胛舌骨肌不清楚,按锁骨上2cm的肌间沟为穿刺点。

(3)操作:左手示指定位并按住肌间沟,右手持连接7号针头并装有局麻药的注射器,针头略向内、向下方向进针,通常进针1~2cm突破筋膜,常出现异感,固定针头,回吸无脑积液或血液,即可注入局麻药20~25mL。

2.注意事项。易于掌握,对肥胖或不合作的小儿也适用,高位阻滞不会引起气胸。有误入蛛网膜下隙或硬脊膜外腔的可能,易损伤椎动脉,易出现膈神经及喉返神经的阻滞现象。

(四)颈路臂丛阻滞法

1.方法。

(1)体位:仰卧去枕,头偏向对侧,手下垂贴于体旁。

(2)定位:令患者抬头,暴露胸锁乳突肌,在锁骨上4cm及胸锁乳突肌外缘2cm交点为穿刺点。

(3)操作:经穿刺点垂直皮肤进针即可探及异感。若未出现异感,应调整方向,在穿刺点下方直径0.5cm范围内可探到异感。回抽无血即可注入局麻药30mL。

2.注意事项。易于掌握,小容量药液可阻滞上臂及肩部。不易出现出血中毒反应,不会引起硬膜外腔及蛛网膜下隙阻滞。颈下部手术也可应用。尺神经有时阻滞起效延迟。不宜同时双侧阻滞。可出现一过性Horner综合征和膈神经阻滞。

(五)臂丛神经阻滞新技术

1.应用静脉留置针施行臂丛阻滞。如上所述,现已有锁骨上路、腋路连续和单次的应用静脉留置针报道。除上述的优点外,还有出血率、对组织损伤率大为降低,不必寻找异感,仅凭落空感确保阻滞成功的优点。

2.神经刺激仪施行臂丛阻滞。采用肌沟法以静脉留置针刺激神经梢,针尖触到神经时相应肌肉发生节律性收缩。即将局麻药注入,手术时间长者行连续臂丛阻滞。有客观指标明确,便于教学,成功率高,准确地刺中神经梢,减少局麻药用量,减少局麻药中毒机会等优点。

(六)星状神经节阻滞

1.解剖。星状神经节由颈交感神经节及T_1交感神经融合而成。常在第7颈椎体的前外侧面。

2.操作。常用气管旁路。让患者平卧,肩下垫一个薄枕,取颈部极度后仰,在环状软骨平面,用两只手指将胸锁乳突肌推至外侧。在环状软骨外侧垂直插入长4cm 23G穿刺针,推进2.5~4cm直到碰到骨质,退针0.5cm,回抽无血后注入局麻药25mL。

3.并发症。常见并发症包括:①局麻药中毒反应;②药误入蛛网膜下隙;③气胸;④膈神经麻痹;⑤喉返神经麻痹;⑥血肿。

四、肋间神经阻滞

这是较常用并比较实用的麻醉方法之一。适用于下胸、腹部各种手术。尤以上腹部手术效果最好,对休克、循环代偿功能差或体质衰弱的患者,与其他麻醉复合使用,可起到良好的止痛和肌松效果。

(一)方法

一般于腋后线(或肋骨角)处阻滞效果最好。患者侧卧屈膝位,术侧向上,常规消毒皮肤,在距背正中线3~6cm的肋骨角处,或腋后线相应的肋骨下缘稍上作皮丘,穿刺针触到肋骨后,退出,改变针尖方向向下,进针0.2~0.3cm至肋骨下缘,有阻力消失感,同时患者出现异感,回抽无血液,注麻药3~5mL无阻力。依次按此法阻滞所要麻醉的每一条肋间神经。或沿腋线阻滞,患者取侧卧位,但切皮时效果不充分,需辅助局麻。

（二）注意事项

1.进针勿过深。进针要掌握深度,勿过深,以免刺破胸膜引起气胸。先回抽针芯,无血液、无气体后方可注药。

2.以手术部位确定阻滞范围。即阻滞手术也涉及的神经及超过手术区域上下各一肋间神经,才易获得满意效果。例如,施行肋骨切除术,可阻滞拟切除肋骨的肋间神经,及上、下各一肋间神经。上腹部手术阻滞双侧胸6～11肋间神经。下腹部手术阻滞双侧胸8～12肋间加双腰1椎旁阻滞。凡手术范围超过中线应双侧阻滞。

五、坐骨神经阻滞

坐骨神经由 $L_{4\sim5}$、$S_{1\sim3}$ 的脊神经前支发出,为人体最粗大的神经干,直径近2cm。

（一）适应证

主要适用于大腿后正中及小腿外侧、足部手术;或踝关节附近的骨折复位,坐骨神经痛的诊断和治疗。

（二）方法

患者侧卧,患侧向上。大腿屈曲30°～50°,膝关节屈曲90°,健侧伸直。于大转子与髂后上棘之连线中点下方3cm处,常规消毒后作皮丘,用10cm长针头做垂直穿刺,出现异感后,可注药10～20mL。也可在坐骨结节与大转子连线中内1/3交界处垂直穿刺,获得异感后注药,可取得阻滞效果。

六、躯干及会阴神经阻滞

（一）肋间神经阻滞

1.解剖。$T_{1\sim12}$ 脊神经前支均行走于相应肋间、肋间血管下方、肋间内膜与壁层胸膜之间,通称肋间神经。支配肋间肌与腹壁前外侧肌,以及躯干前外侧(胸骨角平面以下至腹股沟)与上臂内侧皮肤感觉。由于肋间神经在腋中线分出外侧皮支,故应在腋中线以后行肋间神经阻滞。又由于距脊柱正中8cm处最易摸清肋骨,穿刺点通常取此处。$T_{1\sim5}$ 肋骨被肩胛骨遮着,将上肢外展,使肩胛骨向外侧分开有利于定位。

2.后路肋间神经阻滞。

(1)体位:一侧阻滞可采用侧卧位,阻滞侧在上;双侧阻滞宜选俯卧位,前胸处垫枕,双下肢垂于手术台边或举臂抱头。

(2)定位:距脊柱中线旁开8cm处作与脊柱平行的直线,在此线上摸清肋骨,在肋骨接近下缘处作皮丘。

(3)操作:取长3cm 22G穿刺针由皮丘直刺肋骨骨面,并注入0.5mL局麻药。然后将穿刺针沿肋骨面向肋骨下缘移动,使针尖滑过肋骨下缘,再入针0.2~0.3cm即穿过肋间肌,此时有落空感,令患者屏气,回抽无血和气体后注入局麻药3~4mL。

(4)按手术所需阻滞相应肋间神经,胸壁手术需阻滞双侧$T_{6~12}$肋间神经,若需开胸手术,尚需行腹腔神经节阻滞。

3.腋中线肋间神经阻滞。其主要适用于不能侧卧或俯卧患者,具体操作同后路。

4.并发症。气胸是肋间神经阻滞可能发生的并发症,是穿刺过深刺破胸膜或肺组织所致。另一并发症为局麻药误注入血管或局麻药用量过大,快速吸收而引起全身毒性反应。

(二)胸膜腔麻醉

1.解剖。壁层胸膜与脏层胸膜之间存在间隙,将局麻药注入此间隙称胸膜腔麻醉。在壁层胸膜外侧为一层菲薄的胸内筋膜,此膜封贴在肋骨内面,再靠外即肋间内肌。肋间内肌由前胸往后胸过程中肌纤维逐渐减少,至肋角处由肋间内膜所代替。肋间内膜是一种腱膜,较有韧性。

2.操作步骤。

(1)体位:侧卧位,阻滞侧在上。

(2)定位:先摸清第7~8肋,在第7肋下缘找到肋角,定位于第11肋上缘的肋角处,距中线7~8cm。

(3)操作:由上述标记处刺入皮肤,与皮肤呈40°,刺向中线略朝向第7肋下缘,缓慢进针,刺破肋间肌群到达肋间内膜及胸内筋膜时有微弱阻力,稍用力有突破感,停止进针,固定针身,拔出针芯,接5mL注射器,内装2mL生理盐水,稍稍深入则穿破壁层胸膜进入胸膜腔,此时可出现注射器内液面自行下降。固定针与注射器,注药时无阻力,进一步确证在胸膜腔,可注入局麻药20~30mL。

(4)连续胸膜腔阻滞:采用18G硬膜外穿刺针,操作方法同上,到达胸膜腔后,置入硬膜外导管入胸膜腔5~8cm,置管过程中尽量减少空气进入胸膜腔。

3.作用机制。目前为止,胸膜腔麻醉作用机制尚未阐明。可能与两方面相关。其一,局麻药可透过薄的壁层胸膜、胸内筋膜,作用于肋间神经,由于局麻药量较大,上下扩散可阻滞相邻几个肋间神经。其二,局麻药沿胸膜腔向内扩散透过纵隔胸膜进入后纵隔,作用于内脏大神经、内脏小神经等,产生内脏镇痛作用。

(三)椎旁神经阻滞

在胸或腰脊神经丛椎间孔穿出处进行阻滞,称为椎旁脊神经根阻滞。可在俯卧位或侧卧位下施行,但腰部椎旁阻滞取半卧位更便于操作。

1.解剖。胸椎棘突由上至下逐渐变长,并呈叠瓦状排列,胸脊神经出椎间孔后进入由椎体、横突及覆盖其上的胸膜在肋间围成的小三角形内,胸椎旁阻滞时将药注入此三角内,穿刺方向偏内可避免损伤胸膜。胸部棘突较长,常与下一椎体横突位于同一水平。腰椎棘突与同一椎体横突位于同一水平。

2.胸部椎旁阻滞。

(1)定位:标记出需阻滞神经根上的椎体棘突,在此棘突上缘旁开3cm外做皮丘。

(2)操作:以10cm 22G穿刺针经皮丘垂直刺向肋骨或横突,待针尖遇骨质感后,将针干向头侧倾斜45°,即向内向下推进。可以将带空气的注射器接于针尾,若有阻力消失感则表明已突破韧带进入椎旁间隙,回抽无血、液体及气体即可注入局麻药5~8mL。

3.腰部椎旁阻滞。

(1)定位:标记出需阻滞神经根棘突,平棘突上缘旁开3~4cm处做皮丘。

(2)操作:取10cm 22G穿刺针由皮丘刺入,偏向头侧10°~30°,进针2.5~3.5cm可触及横突,此时退至皮下,穿刺针稍向尾侧刺入(较前方向更垂直于皮肤),进针深度较触横突深度深1~2cm即达椎旁间隙,抽吸无血或液体即可注入局麻药5~10mL。

(四)会阴区阻滞

1.解剖。会阴区有三对神经支配,即髂腹股沟神经、股后皮神经、阴部神经。阴部神经是会阴部神经中最粗大神经,由S_{2-4}脊神经前支组成,经过坐骨大孔的梨状肌下孔穿出骨盆腔,位于梨状肌与尾骨肌之间,然后绕过坐骨棘背面,再经坐骨小孔进入会阴,并发出分支。此神经在坐骨结节后内侧易被阻滞。Klink 认为女性髂腹股沟神经及股后皮神经很少延伸至会阴部,故无须阻滞,只需阻滞阴部神经便可达到会阴无痛及盆底松弛。

2.阴部神经阻滞。

(1)经会阴阻滞:取截石位,摸及坐骨结节的内侧缘作皮丘。取长 8~12cm 22G 穿刺针,在坐骨结节后内缘进针,刺入 2.5cm 注入局麻药 5mL,再前进直到抵达坐骨直肠窝注局麻药 10mL。

(2)经阴道阻滞:手指伸入阴道摸出坐骨棘及骶棘韧带,以两者交界处为穿刺目标。穿刺针沿手指外侧刺进阴道黏膜,抵达坐骨棘,注入局麻药 2~3mL。再将针向内侧刺,在坐骨棘后向前刺过韧带达其后面的疏松组织,注入局麻药 8~10mL。

(3)阴部神经阻滞的并发症:①针刺入直肠;②血肿形成;③大量局麻药误入血管内引起毒性反应。

七、交感神经阻滞

(一)星状神经节阻滞

1.解剖。星状神经节由颈交感神经节及 T_1 交感神经节融合而成,位于第 7 颈椎横突与第 1 肋骨颈部之间,常在第 7 颈椎体的前外侧面。靠近星状神经节的结构尚有颈动脉鞘、椎动脉、椎体、锁骨下动脉、喉返神经、脊神经及胸膜顶。

2.操作。患者仰卧,肩下垫小枕,取头部轻度后仰。摸清胸锁乳突肌内侧缘及环状软骨,环状软骨外侧可触及第 6 颈椎横突前结节,过此结节做一条直线平行于前正中线,线下 1.5~2cm 做一个标记,该标记即为第 7 颈椎横突结节,取 22G 5cm 长穿刺针由该标记处垂直刺入,同时另一手指将胸锁乳突肌及颈血管鞘推向外侧,进针 2.5~4.0cm 直至触到骨质,退针 2mm,回抽无血后注入 2mL 局麻药,观察有无神志改变,若无改变即可注入 5~10mL 局麻药。若阻滞有效,在 10min 内会出现 Horner 综合征,上臂血管扩张,偶有鼻塞。

3.适应证。其可用于各种头痛、雷诺氏病、冻伤、动静脉血栓形成、面神经麻痹、带状疱疹、突发性听觉障碍、视网膜动脉栓塞症等。

4.并发症。星状神经节阻滞并发症包括:①药物误注入血管引起毒性反应;②药液误注入蛛网膜下隙;③气胸;④膈神经阻滞;⑤喉返神经麻痹;⑥血肿。

(二)腰交感神经阻滞

1.解剖。交感神经链及交感神经节位于脊神经之前,位于椎体前外侧。腰交感神经节中第2交感神经节较为固定,位于第2腰椎水平,只要在L_2水平注入少量局麻药即可阻滞支配下肢的所有交感神经节。

2.直入法。

(1)定位:俯卧,腹部垫枕,使腰部稍隆起,扪清L_2棘突上、下缘,由其中点作一水平线,中点旁开5cm即为穿刺点,一般位于第2~3腰椎横突。

(2)操作:取10~15cm 22G穿刺针由上述穿刺点刺入,与皮肤呈45°,直到触及横突,记录进针深度。然后退针至皮下,调整方向,使针更垂直于皮肤刺入,方向稍偏内,直至触及椎体,此时调整方向,使针稍向外刺入直到出现滑过椎体并向前方深入的感觉,即可停针,回抽无血和液体,注入试验剂量后3min,足部皮温升高3℃左右,然后注入5~10mL局麻药。

3.侧入法。为减少以上操作方法对L_2脊神经根损伤可采取侧入法。取15cm 22G穿刺针由L_2棘突中点旁开10cm朝向椎体刺入,触及骨质后,调整方向,稍向外刺入,直到出现滑过椎体而向前方深入的感觉,即可停针。用药方法同上。

4.适应证。其可用于治疗下肢、盆腔或下腹部恶性肿瘤引起的疼痛。

5.并发症。其与椎旁阻滞相同。

(三)腹腔神经节阻滞

1.解剖。自$T_{5~12}$的交感神经节发出的节前纤维沿自身椎体外侧下行,分别组成内脏大神经、内脏小神经,各自下行至第12胸椎水平,穿膈脚入腹腔形成腹腔神经节。

2.定位。摸清第1腰椎及第12胸椎棘突并做标记,摸清第12肋,在其下缘距正中线7cm处为穿刺点。

3.操作。取22G 15cm长穿刺针自上述穿刺点刺入,针尖朝向第12胸椎下方标记点,即穿刺点与标记点连线方向,与皮肤里45°,缓慢进针,遇到骨质感后,记下进针深度,退针至皮下,改变针与皮肤角度,由45°增大到60°,再次缓慢进针,若已达前次穿刺深度,继续进针1.5~2.0cm,滑过第1腰椎椎体到达椎体前方,回抽无血液,即可注入试验剂量,若无腰麻症状出现即注入20~25mL局麻药。由于穿刺较深,最好在X线透视下进行。阻滞完成后,容易出现血压下降,应做血压监测,并及时处理。

4.适应证。可用于鉴别上腹部疼痛来源,缓解上腹部癌症引起的疼痛。

八、上肢神经阻滞

(一)正中神经阻滞

1.解剖部位。起源于C_{6-8}及T_1脊神经根,进入臂丛的上、中、下三3干,进入内、外侧束,两束主支形成正中神经的内外侧根。沿肱骨内侧下降到中段,横过动脉并转至动脉内侧。在肘部处于肱二头肌纤维束之下,肱动脉及肱二头肌肌腱内侧,穿过旋前圆肌,下行于屈指浅肌与屈指深肌之间,沿中线降至腕部,在掌横韧带处位置浅表,在桡侧腕屈肌与掌长肌之间的深处,然后穿过腕管在掌筋膜深面到达手掌。

2.方法。正中神经阻滞分为肘部法和腕部法。

(1)肘部法:肱骨内、外上髁之连线与肱动脉交叉点的内侧0.7cm处做一皮丘。以3.5cm针头经皮丘垂直刺入,直至出现异感,注药5mL。无异感时退针至皮下,偏桡侧重找。

(2)腕部法:在桡侧腕屈肌腱与掌长肌腱间的腕横纹上做皮丘,以3.5cm针头垂直刺入,穿过深筋膜进针约0.5cm即出现异感,注局麻药5mL。

(二)尺神经阻滞

1.解剖部位。神经纤维来自C_8及T_1脊神经根前支组成的臂丛的下干。下干主支形成内侧束,在腋动脉内侧分出尺神经。沿上臂内侧肱二头肌与三头肌间隔下行,在上臂中部穿出间隔,沿三头肌内侧头前行直至肘部,继续下行于内上髁与鹰嘴间沟。

2.方法。尺神经阻滞常用方法有两种。

(9)肘部法:在肱骨内上髁及尺骨鹰嘴间沟内(尺神经沟),手指可摸到尺神经。前臂曲至90°,在尺神经沟下缘相当于尺神经部位做皮丘。以3cm长针头刺入皮肤,针与神经平行,有异感时,注入局麻药5~15mL。

(2)腕部法:在腕部第二条横线与尺侧腕屈肌肌腱桡侧缘的交点做皮丘。取3.5cm长针头刺入,出现异感,注入局麻药5~10mL,若不出现异感时,改在

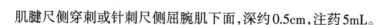

肌腱尺侧穿刺或针刺尺侧屈腕肌下面,深约0.5cm,注药5mL。

(三)桡神经阻滞

1.解剖部位。桡神经起源于$C_{5\sim8}$及T_1组成的臂丛的前、中、后三干的后束形成。桡神经是从后束发出的粗大神经,是上肢后群肌肉的运动神经及上肢后面皮肤的感觉神经。处于腋窝在腋动脉后方,和肱动脉并行向外下,于肱三头肌长头与内侧头间进入肱骨肌管。至肱骨外髁的上方,穿出外侧肌间隔至肱骨及肘关节的前方,并分为深、浅两支。浅支循桡动脉外缘下降,在前臂中、下1/3交界处转向背面,并降到手背。

2.方法。桡神经阻滞可在肘部和腕部进行。

(1)肘部法:桡神经位于肱二头肌外侧沟内肱桡肌与肱肌之间。在肱骨内外髁连线上肱二头肌腱外侧缘桡侧1cm做皮丘,以3.5cm的针头垂直刺入,有异感注入局麻药5~10mL。

(2)腕部法:一是在拇指背部基底部见到的凹陷(腕背桡凹)内注入局麻药5~10mL;二是在腕横纹处做一环形皮下浸润,即阻滞分支多而细的腕部桡神经。

九、下肢神经阻滞

支配下肢的神经主要来自腰神经丛和骶神经丛。腰丛由T_{12}前支的一部分,$L_{1\sim3}$前支和L_4前支的一部分组成。腰丛上端的3支神经是髂腹下神经(L_1)、髂腹股沟神经(L_1)和生殖股神经,这3支神经向前穿过腹肌,支配髋部和腹股沟区皮肤;腰神经丛下端的3支神经为股外侧皮神经($L_{2\sim3}$)、股神经($L_{2\sim4}$)和闭孔神经($L_{2\sim4}$)。骶丛由腰骶干(L_4的余下部分及L_5前支合成)及骶尾神经前支组成,重要分支有臀上神经($L_4\sim S_1$)、臀下神经($L_2\sim S_2$)、阴部神经($S_{2\sim4}$)、坐骨神经($L_4\sim S_3$)及股后皮神经。下肢神经支配为:大腿外侧为股外侧皮神经,前面为股神经,内侧为闭孔神经和生殖股神经,后侧为骶神经的小分支;除前内侧小部分由股神经延缘的隐神经支配,小腿和足绝大部分由坐骨神经支配。

(一)腰神经丛阻滞

1.解剖。腰神经出椎间孔后位于腰大肌后内方的筋膜间隙中,腰大肌间隙前壁为腰大肌,后壁为第1~5腰椎横突、横突间肌与横突间韧带,外侧为起自腰椎横突上的腰大肌纤维及腰方肌,内侧是第1~5腰椎体、椎间盘外侧面及起自此面的腰大肌纤维。腰大肌间隙上界平第12肋,向下沿腰骶干至骨盆的骶前间隙。其中有腰动静脉、腰神经前支及由其组成的腰丛。将局麻药注入腰大肌间隙以阻滞腰丛,称为腰大肌间隙腰丛阻滞。包裹腰丛的筋膜随脊神经下行,延伸至腹股沟韧带以下,构成股鞘。其内侧壁为腰筋膜,后外侧壁为髂筋膜,前壁为横筋膜。在腹股沟股鞘处注药以阻滞腰丛,称为腹股沟血管旁腰丛阻滞。可通过一次注药阻滞腰丛3个主要分支(股外侧皮神经、股神经及闭孔神经),故又称"三合一"阻滞,但闭孔神经常阻滞不完善。

2.腰大肌间隙腰丛阻滞。

(1)定位:患者俯卧或侧卧,以髂嵴连线向尾侧3cm,脊柱外侧5cm处为穿刺点。

(2)操作:经皮垂直刺入,直达L_4横突,然后将针尖滑过L_4横突上缘,再前进约0.5cm后有明显落空感后,表明针已进入腰大肌间隙,或用神经刺激器引发股四头肌颤抽确认腰丛,注入局麻药3~5mL。

3.腹股沟血管旁腰丛阻滞("三合一"阻滞)。

(1)定位:仰卧在腹股沟韧带下方扪及股动脉搏动,用手指将其推向内侧,在其外缘做皮丘。

(2)操作:由上述穿刺点与皮肤呈45°向头侧刺入,直至出现异感或引发股四头肌颤抽,表明已进入股鞘,抽吸无血可注入局麻药30mL,同时在穿刺点远端加压,促使局麻药向腰神经丛近侧扩散。

(二)骶神经丛阻滞

骶丛为腰骶干及S_{1-3}神经组成,在骨盆内略呈三角形,尖朝向坐骨大孔,位于梨状肌之前,为盆筋膜所覆盖,支配下肢的主要分支为坐骨神经和股后皮神经。坐骨神经是体内最粗大的神经,自梨状肌下孔出骨盆后,行于臀大肌深面,经股骨大转子和坐骨结节之间下行到大腿后方,在腘窝处浅行,在该处分为胫神经和腓总神经。胫神经沿小腿后部下行,穿过内踝后分为胫前、胫后神经,支配足底及足内侧皮肤。腓总神经绕过腓骨小头后分为腓浅、深神经,腓浅神经为感觉神经,行走于腓肠肌外侧,在外踝处分为终末支,支配前部皮肤;腓深神经主要是足背屈运动神经,行走于踝部上缘,同时也分出感觉支配趾间皮肤;腓肠神经为胫神经和腓总神经发出的分支形成的感觉神经,在外踝之下通过,支配足外侧皮肤。股后皮神经前段与坐骨神经伴行,支配大腿后部的皮肤,坐骨神经阻滞麻醉同时也阻滞该神经。

(三)坐骨神经阻滞

1.传统后侧入路。

(1)定位:置患者于Sims位(侧卧,阻滞侧在上,屈膝屈髋)。由股骨大转子与髂后上棘做一连线,连线中点做一条垂直线,与股骨大转子与骶裂孔连线的交点即穿刺点。

(2)操作:10cm 22G穿刺针由上述穿刺点垂直刺入至出现异感,若无异感而触及骨质(髂骨后壁),针可略偏向内侧再穿刺,直至滑过骨面而抵达坐骨切迹。出现异感后退针数毫米,注入局麻药20mL,或以神经刺激仪引起坐骨神经支配区肌肉的运动反应作为指示。

2.膀胱截石位入路。

(1)定位:仰卧,由助手协助患者,使髋关节屈90°并略内收,膝关节屈90°,股骨大转子与坐骨结节连线中点即为穿刺点。

(2)操作:由上述穿刺点刺入,穿刺针与床平行,针向头侧而略偏内,直至出现异感或刺激仪引起运动反应后,即可注药20mL。注药时压迫神经远端以促使药液向头侧扩散。

3.前路。

(1)定位:仰卧,连结同侧髂前上棘与耻骨结节称上线,并将其三等分,然后由股骨大转子做一平行线,由上线中内1/3交界处做一垂直线,该垂直线交点处即为穿刺点。

(2)操作:由上述穿刺点垂直刺入直至触及股骨,调整方向略向内侧以越过股骨,继续刺入2~3cm出现异感或用刺激仪定位。

该入路适用于不能侧卧及屈髋患者,但因穿刺部位较深,穿刺成功率低于以上两种入路。

4.窝坐骨神经阻滞。行窝坐骨神经阻滞时,患者俯卧,膝关节屈曲,暴露腘窝边缘,其下界为腘窝皱褶,外界为股二头肌长头,内侧为重叠的半膜肌腱和半腱肌腱。做一垂直线将腘窝等分为内侧和外侧两个三角形,该垂直线外侧1cm与腘窝皱褶的交点即为穿刺点,穿刺针与皮肤呈45°~60°刺入,用刺激仪定位,一旦确定即可注入局麻药30~40mL。

(四)股神经阻滞

1.解剖。股神经是腰丛最大分支,位于腰大肌与髂肌之间下行到髂筋膜后面,在髂腰肌前面和股动脉外侧,经过腹股沟韧带的下方进入大腿前面,在腹股沟韧带附近,股神经分成若干束,在股三角区又合为前组和后组,前组支配大腿前面沿缝匠肌的皮肤,后组支配股四头肌、膝关节及内侧韧带,并分出隐神经伴随着大隐静脉下行于腓肠肌内侧,支配内踝以下皮肤。

2.定位。在腹股沟韧带下面扪及股动脉搏动,于股动脉外侧1cm,相当于耻骨联合顶点水平处做标记为穿刺点。

3.操作。由上述穿刺点垂直刺入,缓慢前进,针尖越过深筋膜触及筋膜下神经时有异感出现,若无异感,可与腹股沟韧带平行方向,向深部做扇形穿刺至探及异感,即可注药5～7mL。

(五)股外侧皮神经阻滞

1.解剖。股外侧皮神经起源于$L_{2~4}$脊神经前支,于腰大肌后下方下行经闭孔出骨盆而到达大腿,支配大腿外展肌群、髋关节、膝关节及大腿内侧的部分皮肤。

2.定位。以耻骨结节下1.5cm和外侧1.5cm处为穿刺点。

3.操作。由上述穿刺点垂直刺入,缓慢进针至触及骨质,为耻骨下支,轻微调节穿刺针方向使针尖向外向脚侧进针,滑过耻骨下支边缘而进入闭孔或其附近,继续进针2～3cm即到目标。回抽无血后可注入10mL局麻药,退针少许注局麻药10mL,以在闭孔神经经过通道上形成局麻药屏障。若用神经刺激仪引发大腿外展肌群颤抽来定位,可仅用10mL局麻药。

(六)隐神经阻滞

1.解剖。隐神经为股神经分支,在膝关节平面经股薄肌和缝匠肌之间穿出至皮下,支配小腿内侧及内踝大部分皮肤。

2.操作。仰卧,在胫骨内踝内侧面,膝盖上缘做皮丘,穿刺针由皮丘垂直刺入,缓慢进针直至出现异感。若遇到骨质,便在骨面上行扇形穿刺以寻找异感,然后注药5～10mL。

(七)踝关节处阻滞

单纯足部手术,在踝关节处阻滞,麻醉意外及并发症大为减少,具体方法为：①先在内踝后一横指处进针，作扇形封闭，以阻滞胫后神经；②在胫距关节平面附近的足母伸肌内侧进针，以阻滞胫前神经；③在腓骨末端进针，便能阻滞腓肠神经；④用不含肾上腺素的局麻药注射于两踝关节之间的皮下，并扇形浸润至骨膜，以阻滞许多细小的感觉神经。

(八)足部趾神经阻滞

与上肢指间神经阻滞相似，用药也类同。

(九)适应证

全部下肢麻醉需同时阻滞腰神经丛和骶神经丛。因需多处注药且操作不方便，故临床应用不广。然而，当需要麻醉的部位比较局限或禁忌椎管内麻醉时，可以应用腰骶神经丛阻滞。另外，腰骶神经丛阻滞还可作为全身麻醉的辅助措施用于术后镇痛。

1.虽然腰神经丛阻滞复合肋间神经阻滞可用于下腹部手术，但临床很少应用。髂腹下神经与髂腹股沟神经联合阻滞是简单而实用的麻醉方法，可用于髂腹下神经与髂腹股沟神经支配区域的手术(如疝修补术)。

2.髋部手术需阻滞除髂腹下和髂腹股沟神经以外的全部腰神经，最简便方法是阻滞腰神经丛(腰大肌间隙腰丛阻滞)。

3.大腿手术需麻醉股外侧皮神经、股神经、闭孔神经及坐骨神经，可行腰大肌间隙腰丛阻滞，联合坐骨神经阻滞。

4.大腿前部手术可行股外侧皮神经和股神经联合或分别阻滞，亦可以采用"三合一"法，单纯股外侧皮神经阻滞可用于皮肤移植皮区麻醉，单纯股神经阻滞适用于股骨干骨折术后止痛、股四头肌成形术或髌骨骨折修复术。

5.股外侧皮神经和股神经联合阻滞再加坐骨神经阻滞，通常可防止止血带疼痛，这是因为闭孔神经支配皮肤区域很少。

6.开放膝关节手术需要阻滞股外侧皮神经、股神经、闭孔神经和坐骨神经，最简便的方法是实施腰大肌间隙腰神经丛阻滞联合坐骨神经阻滞。采用股神经、坐骨神经联合阻滞也可满足手术要求。

7.膝远端手术需阻滞坐骨神经和股神经的分支隐神经，踝部阻滞可适用于足部手术。

第三节 静脉麻醉技术

一、静脉麻醉方法

(一)硫喷妥钠静脉麻醉

1.适应证。临床上广泛用于复合麻醉。常配合肌松药做静脉快速诱导进行气管插管术,也可配合吸入麻醉诱导,以降低脑压或眼压。单独应用只适于不需肌肉松弛的小手术。静脉滴入多用于辅助局部麻醉或硬膜外阻滞麻醉。

由于迅速使咬肌松弛,导致舌后坠,易引起或加重呼吸困难,对麻醉后气道可能有阻塞的患者,如颈部肿瘤压迫气道、颊胸粘连、咽喉壁脓肿及开口困难等,禁忌使用。为了避免激发喉痉挛,对口咽部或盆腔、肛门、阴道、尿道内手术,在无气管插管时,也应避免应用此药。此外,对呼吸、循环功能障碍的患者,如肺水肿、心力衰竭及严重休克的患者,也不宜应用。严重肝、肾功能障碍的患者要慎重应用。对巴比妥类药有过敏史和支气管喘息的患者,可加重哮喘发作,应禁忌。

2.实施方法。

(1)单次注入法:把一定量的硫喷妥钠,经静脉一次注入,可使患者在短时间内意识消失,并使某些反射与呼吸受到一时性抑制,多与肌肉松弛药并用行气管插管术。

(2)分次注入法:经静脉间断分次注药,即单纯用硫喷妥钠麻醉进行手术。当术者将手术准备工作完成后,开始静脉穿刺,用2.5%硫喷妥钠溶液先缓缓注入4~5mL,待患者意识消失(睫毛反射消失)时,再缓缓注入同等剂量,密切观察呼吸情况。切皮时患者有反应,如手指屈曲活动或肌肉张力增加时,再追加首次剂量的1/3~2/3量。总剂量应为1.0~1.5g,最多不超过2g。否则将引起术后清醒延迟。此法多用于短时间(30min以内)的手术,如脓肿切开或清创等不需肌肉松弛的小手术。由于硫喷妥钠早期使下颌关节松弛,容易发生舌后坠现象,所以麻醉前应垫高患者肩部,使头部后仰。由于喉反射较为敏感,一般禁用口咽通气管。当需要短时间肌肉松弛时,如关节脱位手法复位,可并用加拉碘铵20~40mg溶于2.5%硫喷妥钠溶液10mL内,缓慢注入后,再准备2.5%硫喷妥钠溶液10mL,根据入睡程度适量增加,这样肌松药作用集中,硫喷妥钠也不易过量,效果满意。加拉碘铵对呼吸抑制虽差,但用量较大时(成人达80mg),也可使呼吸抑制,应予注意。

3.注意事项。硫喷妥钠静脉麻醉时,其深、浅变化较为迅速,应严密观察,以免发生意外。常见的意外为呼吸抑制,主要取决于注射速度。所以麻醉时应准备麻醉机,以便进行人工呼吸或辅助呼吸。对心血管功能不良者可引起血流动力学改变,可使用小浓度(1.25%)、小剂量缓慢注入或改用其他静脉麻醉药。

虽然麻醉过程极平稳,但偶尔可出现反流或舌后坠造成窒息,所以,麻醉中头部不应垫枕头。此麻醉本身不会产生喉痉挛,但却使副交感神经处于敏感状态,一旦给以局部或远隔部位如直肠刺激,可造成严重喉痉挛导致窒息,应高度警惕。如药液漏至皮下,可引起局部皮肤坏死,一旦发生药液外漏时,应迅速用1%普鲁卡因溶液10mL进行局部浸润,并做热敷,使局部血管扩张,加速药液吸收,以免皮肤坏死。如误注入动脉内,可造成动脉痉挛和肢体缺血性挛缩或坏死,临床表现为剧烈疼痛,注射的肢体末梢苍白、发冷,应立即停止注药,改用2%普鲁卡因溶液5mL动脉注入,并做臂神经丛阻滞等。

(二)羟丁酸钠静脉麻醉

1.适应证。临床上可与吸入或其他静脉麻醉药进行复合麻醉,适用于大部分需要全身麻醉的手术。因其对循环、呼吸干扰较小,更适合小儿或体弱及休克患者的麻醉。单独应用镇痛效果太差,常需辅以硫喷妥钠基础麻醉或给一定剂量的哌替啶或吩噻嗪类药强化麻醉。也可与局部麻醉或硬膜外麻醉复合应用。对精神过度紧张的患者,还可在进入手术室前给药,达到基础麻醉的效果。近年来还用于重危患者或心脏病患者手术的麻醉诱导。更适宜于气管插管困难不能用肌松药,并需保持自主呼吸的患者麻醉插管。用表面麻醉配合羟丁酸钠,既可松弛咬肌,又能避免患者插管痛苦。如患者嗜酒已显示乙醇慢性中毒、肌肉不时抽搐、癫痫患者及原因不明的惊厥患者,皆应禁忌。恶性高血压、心动徐缓、低钾血症、完全性房室传导阻滞或左束支传导阻滞的患者应慎用。

2.实施方法。麻醉前用药多选用哌替啶1～2mg/kg及阿托品0.5mg肌内注射。羟丁酸钠首次用量成人为0.06～0.08g/kg,小儿0.1～0.125g/kg,缓慢滴注后5min左右患者逐渐入睡,10min左右进入睡眠状态,睫毛及角膜反射消失,瞳孔不大,眼球固定,下颌松弛,咽喉反射抑制,如配合气管黏膜表面麻醉,可顺利进行气管插管。麻醉后20～30min,血压中度升高,脉搏稍缓。由于羟丁酸钠镇痛作用微弱,疼痛刺激偶尔可引起心律失常或锥体外系反应,因此,羟丁酸钠在临床上已很少单独应用,宜与麻醉性镇痛药或氯胺酮等复合应用才能产生满意的麻醉效果。

羟丁酸钠一次用药可维持60min左右,再次用药量为首次剂量的1/2。一般在首次用药后1h左右补充为宜。如待苏醒后再予补充,需加大剂量,且易出现躁动。长时间手术可以多次反复给药,很少出现耐药现象,最大用量以不超过10g为宜。

3.注意事项。起效较慢,剂量过大或注射过快,可出现屏气、呕吐、手指不自主活动和肌肉抽动现象,多可自动消失。必要时用硫喷妥钠静脉注射。也可出现呼吸抑制,需行辅助呼吸或控制呼吸。

(三)氯胺酮静脉麻醉

1.适应证。氯胺酮静脉麻醉用于各种短暂的体表手术,如烧伤创面处置、骨折复位、脓肿切开、外伤或战伤的清创及各种诊断性检查,例如心血管、脑血管、泌尿系统造影等操作,尤其适合于小儿麻醉。也可作为局麻、区域性麻醉的辅助用药,以达到完全镇痛。近年来国内已广泛用氯胺酮、地西泮、肌松药进行复合麻醉,扩大了临床各科手术的适应证,而且不受年龄限制。还可用于心血管功能不全、休克及小儿等患者。未经控制的高血压、颅内高压患者,胸或腹主动脉瘤、不稳定性心绞痛或新近发生的心肌梗死、心力衰竭、颅内肿瘤或出血、精神分裂症等患者,均应禁忌使用。又因氯胺酮保持咽喉反射、增强肌张力,所以在口腔、咽喉、气管手术时应慎用。

2.实施方法。麻醉前用药需用东莨菪碱抑制分泌,用地西泮或氟哌利多减少麻醉后精神异常。根据给药方式不同,可分为下列两种方法。

(1)单次注入法:除小儿可应用肌内注射外,一般多采用静脉注射,平均剂量为0.5～3mg/kg,30～90s显效,维持5～15min。肌内注射平均剂量为4～10mg/kg,3～5min后入睡,维持10～20min,镇痛效果可达20～40min,多次追加时,剂量有递减趋势。用药后先出现脉搏增快,继而血压上升,即为进入外科麻醉期的体征,有时出现无意识的活动,肌张力增强,常与手术操作无关。

（2）连续静脉滴注法：单次注入诱导后，用0.1%浓度的氯胺酮溶液静脉滴注维持，滴速为2～5mg/（kg·h），适合不需肌肉松弛的手术。氯胺酮总量不宜超过20mg/kg，手术结束前提前停药，以免苏醒延迟。

3.注意事项。①术前饱食患者，仍有发生误吸的可能，应予重视。②麻醉中有时出现一过性呼吸抑制，也为剂量过大所致，在重症、衰弱患者较为多见。偶尔出现喉痉挛现象，给予氧气吸入及停止刺激即可缓解。③单独应用氯胺酮，苏醒时常有精神异常兴奋现象，甚至有狂喊、躁动、呕吐或幻觉、噩梦等现象。因此，麻醉前并用适量巴比妥类、氟哌利多、吗啡或丙嗪类药，多能减轻精神异常，地西泮对减少噩梦的发生率有效。同时术后应避免机械刺激，保持安静也很重要。苏醒前偶尔有舌后坠及喉痉挛现象，均应妥善安置体位，保持气道通畅。

（四）丙泊酚静脉麻醉

丙泊酚是一种新型速效静脉麻醉药，作用快，维持时间短，恢复迅速平稳，易于控制，使静脉麻醉扩大了使用范围。

1.适应证。丙泊酚用药后起效快，苏醒迅速且无困倦感，定向能力可不受影响，故适用于非住院患者手术。也可用于2h以上的较长时间麻醉。丙泊酚可使颅内压、眼压下降，术后很少发生恶心、呕吐。抑制咽喉部位反射，可减轻喉部手术操作时的不良反应，且使声带处于外展位。其保护性反射在停药后可很快恢复。随着人们对丙泊酚研究的日益深入，应用领域越来越广泛。

丙泊酚用于心脏手术具有很好的效果。多采用连续静脉滴注，给药逐步达到麻醉所需深度，且多与麻醉性镇痛药合用。并且丙泊酚可降低脑的等电位，对脑的保护作用更优于硫喷妥钠。对心肌收缩性的影响也较后者为少。但尽量避免单次快速注射。

丙泊酚用于小儿麻醉中是安全有效的。但也有研究表明，小儿注药部位疼痛发生率很高，占20%～25%。选用肘部大静脉给药能明显减少这一不良反应。

颅脑手术麻醉，丙泊酚可有效地降低颅内压、脑代谢及脑血流，并可保持脑灌注量。丙泊酚还用于ICU的危重患者。对需长时间机械呼吸支持治疗的气管插管患者具有良好镇静效应。长时间滴注很少蓄积，停药后不像咪达唑仑延续镇静而很快清醒，必要时可迅速唤醒患者。

在危重患者应用丙泊酚可降低代谢和需氧量及增加混合静脉血氧饱和度。在高动力型患者可减少扩血管药及G受体阻滞药。由于镇痛效果差,常需与阿片类镇痛药伍用。恶心、呕吐患者用10mg丙泊酚会显著好转。孕妇及产妇禁用。

2.实施方法。

(1)麻醉诱导:静脉注射丙泊酚2.5mg/kg,于30s推入,患者呼吸急促;78%出现呼吸暂停。2mg/kg于40s推入,呼吸暂停明显低于上述报道,故芬太尼5μg/kg静脉注射后再静脉注射丙泊酚0.8~1.2mg/kg效果更好。同时丙泊酚对心血管系统有一定抑制作用。表现为血压下降、心率减慢,但能维持正常范围。丙泊酚对心率、动脉压的影响比等效剂量的硫喷妥钠弱,但作用强于硫喷妥钠,能有效抑制插管时的应激反应。

(2)麻醉维持:丙泊酚维持麻醉滴注开始量140~200μg/(kg·min);10min后100~140μg/(kg·min);2h后80~120μg/(kg·min);手术结束前5~10min停药。如用于心脏手术,则用芬太尼20μg/kg诱导后,以6mg/(kg·h)输入丙泊酚,10min后减为3mg/(kg·h)维持。丙泊酚的血脑平衡时间短,更便于随手术刺激的强弱随时调整镇静强度。如果整个手术过程都需要镇静,可用丙泊酚持续滴入。而当术中需患者清醒与其合作或病情需要精确控制镇静深度时,随时停药或减量,可迅速唤醒患者。这是其他镇静药所不能比拟的优点。

(3)镇静维持:在ICU用于镇静时开始5min滴注5μg/(kg·min);每5~10min逐渐增加5~10μg/(kg·min)直至达到镇静的目的。维持轻度镇静的滴速为25~50μg/(kg·min);深度镇静为50~75μg/(kg·min)。

(4)复合麻醉:丙泊酚问世以来已用于全凭静脉麻醉。如将丙泊酚与氯胺酮合用于全凭静脉麻醉,发现此种配伍能提供稳定的血流动力学状态。且患者不伴有噩梦及异常行为发生,认为丙泊酚能有效地减少氯胺酮的不良反应。此两种药用于全凭静脉麻醉是一种较理想的结合。

3.注意事项。丙泊酚虽有许多优点,但应强调它有较强的呼吸抑制作用。因此,对使用丙泊酚的患者应进行SpO_2监测,并由麻醉医生使用。另外,丙泊酚不应和任何治疗性药物或液体混用,可混于5%葡萄糖溶液中行静脉滴注。在清醒状态下做静脉注射时,为减轻注射部位疼痛,可于溶液中加入1%利多卡因溶液1~2mL。

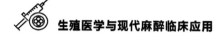

（五）依托咪酯静脉麻醉

适应证：当患者有心血管疾病、反应性气道疾病、颅高压或合并多种疾病要求选用不良反应较少或对机体有利的诱导药物时，最适合选择依托咪酯，具有血流动力学稳定性。其主要用于危重患者的麻醉。诱导剂量 0.2～0.3mg/kg，可用到 0.6mg/kg，既无组胺释放，又不影响血流动力学和冠状动脉灌注压。对心脏外科冠脉搭桥手术、瓣膜置换手术、冠心病患者、心复律患者、神经外科手术、外伤患者体液容量状态不确定时，可用依托咪酯诱导。依托咪酯持续输注时，血流动力学稳定，可维持自主通气。

（六）咪达唑仑静脉麻醉

咪达唑仑是常用的苯二氮䓬受体激动剂。可用于术前镇静用药，以及区域麻醉或局部麻醉术中镇静和术后应用。其优点是抗焦虑、遗忘和提高局麻药致惊厥阈值。但咪达唑仑更适于麻醉诱导，用量 0.2mg/kg，老年患者咪达唑仑剂量宜小，要降低 20% 以上。若与阿片类药物和（或）吸入性麻醉药合用时，先以 0.05～0.15mg/kg 速度诱导，再以 0.25～1mg/kg 速度持续输注。足以使患者产生睡眠和遗忘作用，而且术毕可唤醒。注意事项：咪达唑仑主要问题是呼吸抑制，用于镇静或麻醉诱导时，可能发生术后遗忘及镇静过深或时间过长，可用氟马西尼拮抗。

（七）右旋美托咪定麻醉

右旋美托咪定是高度选择性的 α2 受体激动剂，具有镇静、催眠和镇痛作用。右旋美托咪定目前被批准用于短时间（<24h）术后镇静。对呼吸影响小。右旋美托咪定对血压有双相作用：血药浓度较低时，平均血压降低；血药浓度较高时，血压则升高。心率和心排血量呈剂量依赖性降低。镇静时先给予负荷剂量 2.5～6.0μg/kg（超过 10min），然后以 0.1～1μg/(kg·min) 输注。

（八）阿片类静脉麻醉

自 20 世纪中叶大剂量吗啡静脉麻醉用于临床心脏手术以来，阿片类静脉麻醉引起普遍的重视。特别是对心血管抑制极轻，镇痛效能显著，非常适宜于严重心功能不全患者的心脏手术。20 世纪末新型强效合成麻醉性镇痛药芬太尼静脉麻醉用于心脏手术，由于不良反应较吗啡少，且国内已能生产，迅速得以推广。近年来又有不少新型强效麻醉性镇痛药也已陆续用于静脉麻醉。

阿片类静脉麻醉由于肌肉紧张,术中又可能知晓及术后不遗忘,临床上多复合肌松药及镇静安定药,实际上也是静脉复合麻醉。有时也可复合吸入麻醉,明显地降低吸入麻醉药的MAC。

1.吗啡静脉麻醉。吗啡静脉麻醉主要指大剂量吗啡(0.5~3.0mg/kg)静脉注入进行麻醉。突出的优点为对心肌抑制较轻,术中及术后镇痛效果很强,抑制呼吸效应,便于控制呼吸或应用呼吸机。其缺点除了一般性阿片类静脉麻醉的缺点外,静脉注入过快,剂量大于1mg/kg容易出现周围血管阻为下降及释放组胺引起血压下降,虽持续时间不长,但对个别心功能不全患者可能引起危险,需及时输液或用缩血管药。注入过快也可能兴奋迷走神经,出现心动过缓,需用阿托品拮抗。另一个突出的缺点为剂量过大(多见于1.5mg/kg以上),注射后偶尔出现周围血管收缩,血压剧升,可能为代偿反应,促使去甲肾上腺素释放。且不能用追加吗啡剂量以降低血压,必须用恩氟烷或七氟烷吸入、静脉注射氯丙嗪或扩血管药来拮抗。此外,吗啡剂量超过3mg/kg,常使术后引起暂时性精神失常、消化道功能紊乱及尿潴留等,所以,近年来已逐渐为芬太尼静脉麻醉所代替。

2.芬太尼静脉麻醉。大剂量芬太尼静脉注入对血流动力学的影响多与剂量及心脏功能有关。睡眠剂量个体差异很大,常需要6~40μg/kg,一般动脉压、肺动脉压及心排血量均不改变,术后3~6h即可苏醒。超过3mg可使心率变慢,但只轻度降低心排血量、血压、体血管阻力及增加每搏量。缺血性心脏病患者给予20μg/kg时可使平均压轻度下降。芬太尼5μg/kg静脉注射后再注射地西泮10mg可引起血压显著下降,主要是由于降低体血管阻力所引起,特别对心脏病患者更明显。同样,在芬太尼静脉麻醉后再给N_2O吸入,也可显著减少心排血量及增加体血管阻力、肺血管阻力及心率。且其机制不明,应予注意。总之,单纯芬太尼静脉注入对血流动力学影响不大,也不释放组胺及产生扩血管作用,更不抑制心肌。还能降低心肌耗氧量。血浆中消除半衰期及维持时间也比吗啡短,遗忘作用及抗应激作用也比吗啡强,如全麻诱导时气管插管引起心动过速及高血压反应的发生率也远较吗啡为少。所以,近年来已取代吗啡麻醉。由于麻醉时间不但决定于芬太尼的药代动力学,而且还取决于剂量、注药次数及与其他药的相互作用,如辅用咪达唑仑可增强及延长芬太尼抑制呼吸的时间,因此,麻醉设计时根据不同的病情及手术方法确定剂量及复合用药。

(1)适应证：与吗啡静脉麻醉适应证相类似。

(2)实施方法：①基本方法以40～100μg/kg静脉注射诱导，注入半量后即给泮库溴铵0.08～0.12mg/kg，然后将余下芬太尼注入，进行气管插管。术中如出现瞳孔稍有变大、结膜或颜面充血、流泪、皱眉、微动或轻度血压上升、心排血量增加等麻醉变浅改变时，应随时追加芬太尼及肌松药。肌松药也可用加拉碘铵或维库溴铵代替泮库溴铵。此法最适于体外循环下心内手术，特别是心功能不全的患者术后又需要用呼吸机辅助呼吸者。②芬太尼复合神经安定药静脉麻醉，一般芬太尼剂量可以显著减少，如先用咪达唑仑2mg静脉注射，再用芬太尼10～30μg/kg及琥珀胆碱或泮库溴铵静脉注射，进行气管插管，术中随时追加1/3～1/2剂量或吸入七氟烷、异氟烷。如心功能良好，成人可用2.5%硫喷妥钠溶液5～10mL代替咪达唑仑静脉注射。心功能不全者应以羟丁酸钠40～60mg/kg代替地西泮。③辅助其他全身麻醉，早在20世纪中叶已有N_2O全身麻醉时静脉注射补充芬太尼的报道，目前广泛应用的吸入麻醉药如氟烷、七氟烷等镇痛效果稍差，更常辅用小剂量芬太尼0.1～0.2mg静脉注射。各种静脉复合麻醉也常补充芬太尼0.1～0.3mg。由于对呼吸抑制程度个体差异很大，所以术中应注意呼吸管理，术后也应注意呼吸恢复情况。

3.阿芬太尼静脉麻醉。阿芬太尼能够迅速穿透脑组织，所以，阿芬太尼在血浆中的浓度比舒芬太尼和芬太尼稍高即可达到血浆和中枢神经系统的平衡。这种特性可以解释在应用镇静—催眠药前或与其同时应用，小剂量阿芬太尼10～30μg/kg静脉注射有效。阿芬太尼25～50μg/kg静脉注射和较小睡眠剂量的镇静—催眠药配伍使用，常可有效预防喉镜检查及气管插管时明显的血流动力学刺激。对于短小手术，可通过阿芬太尼0.5～2.0μg/(kg·min)输注或间断单次静脉注射5～10μg/kg补充应用。在同时应用强效吸入麻醉药的平衡麻醉中，相对较低的血浆阿芬太尼浓度可降低异氟烷MAC 50%。为避免残余的呼吸抑制作用，在手术结束前15～30min，应减少阿芬太尼的输注或重复给药剂量。

4.舒芬太尼静脉麻醉。诱导更为迅速，在术中和术后能减轻或消除高血压发作，降低左室搏功、增加心排血量且血流动力学更稳定。舒芬太尼诱导剂量2～20μg/kg，可单次给药或在2～10min内输注。在大剂量用法中，舒芬太尼的总剂量为15~30μg/kg。麻醉诱导期间大剂量阿片类药引起肌肉强直,可导致面罩通气困难。这表明用舒芬太尼3μg/kg行麻醉诱导期间的通气困难是由于声门或声门以上的呼吸道关闭所致。

　　同时补充应用的药物可显著影响对舒芬太尼的需要。如对于行冠状动脉手术的患者,丙泊酚诱导剂量(1.5±1)mg/kg和总维持量(32±12)mg/kg可减少舒芬太尼诱导剂量(0.4±0.2)μg/kg和总维持量(32±12)mg/kg。依托咪酯和阿片类药联合应用能提供满意的麻醉效果,且血流动力学波动较小。应用舒芬太尼0.5~1.0μg/kg和依托咪酯0.1~0.2mg/kg行麻醉诱导能保持血流动力学稳定性。在平衡麻醉中,用舒芬太尼1.0~2.0μg/(kg·h)持续输注维持麻醉,既保持了阿片类药麻醉的优点,又避免了术后阿片作用的延长。

　　5.瑞芬太尼静脉麻醉。瑞芬太尼作用时间很短,为了维持阿片类药作用,应该在初始单次给药之前或即刻,即开始输注0.1~1.0μg/(kg·min)。可有效抑制自主神经、血流动力学以及躯体对伤害性刺激的反应。瑞芬太尼麻醉后苏醒迅速,无不适,最具可预测性。

　　瑞芬太尼的应用使苏醒迅速,且无术后呼吸抑制。以(0.1±0.05)μg/(kg·min)的速度输注,自主呼吸及反应性可恢复,且其镇痛作用可维持10~15min。一项随机、双盲、安慰剂对照研究证实,在局部麻醉下进行手术的门诊患者,瑞芬太尼以0.05~0.1μg/(kg·min)持续输注,同时单次给予咪达唑仑2mg,可产生有效的镇静及镇痛作用。在开颅术中,以瑞芬太尼(1μg/kg)静脉注射后继续以维持量0.5μg/(kg·min)输注,复合丙泊酚及66%氧化亚氮应用,可提供满意的麻醉效果及稳定的血流动力学,且术后可迅速拔管。在瑞芬太尼麻醉苏醒期,应考虑到在麻醉苏醒前或即刻应用替代性镇痛治疗。有报道用瑞芬太尼麻醉做腹部大手术,围手术期应用吗啡0.15mg/kg或0.25mg/kg静脉注射,或芬太尼0.15mg,并不能立即完全控制术后疼痛。氯胺酮0.15mg/kg静脉注射,维持2μg/(kg·min)的应用,可以减少腹部手术中瑞芬太尼及术后吗啡的应用,且不增加不良反应的发生。

　　小剂量瑞芬太尼输注缓解术后疼痛也已取得成功,在腹部或胸部手术中,应用丙泊酚75μg/(kg·min)和瑞芬太尼0.5~1.0μg/(kg·min)行全身麻醉后,持续输注瑞芬太尼0.05μg/(kg·min)或0.1μg/(kg·min),可提供充分的术后镇痛。

二、静脉复合麻醉

任何一种静脉麻醉药很难达到全身麻醉的基本要求,即神志消失、镇痛完全、肌肉松弛及抑制神经反射,且不少静脉麻醉药常有蓄积作用,不能用于长时间手术,会刺激血管引起疼痛及形成血栓,甚至还可出现变态反应。但近年来,静脉麻醉用药还出现了不少具有高选择性的强效镇痛药、速效催眠药、新型肌肉松弛药及各种抑制神经反射的神经阻滞药、神经节阻滞药,均可使麻醉者有可能充分利用各药的长处,减少其剂量,以补不足之处。这种同时或先后使用多种全麻药和辅助用药的方法统称为复合麻醉,也有称平衡麻醉或互补麻醉。所有麻醉用药全经静脉径路者,也可称为全凭静脉复合麻醉。

(一)静脉复合麻醉药的选择及配方

静脉复合麻醉需要经静脉应用多种静脉麻醉药及辅助用药。静脉麻醉药进入静脉,不易迅速清除。停药后不像吸入麻醉药可经气道排出或迅速洗出。因此,应选择短效、易排泄、无蓄积的静脉麻醉药,同时满足全麻四要素的基本原则。静脉复合麻醉的配方应该因人而异。要尽量少用混合溶液滴注,以避免因不同药代动力学的麻醉药出现不同的效应,致消失时间不同,从而使调节困难,容易混淆体征。或者持续滴注一种药物,再分次给其他药物较易控制。一旦出现不易解释的生命体征改变,首先应停止静脉麻醉用药,必要时可改吸入麻醉,以明确原因,便于处理。

(二)静脉复合麻醉深度的掌握

静脉复合麻醉的麻醉深度已很难按常用的全麻分期体征进行判断。需根据药代动力学、药效动力学及剂量,结合意识、疼痛、肌松及血流动力反应分别调整相关用药。首先要熟悉各药的最低有效滴速(简称MIR),即此滴速可使半数受试者对疼痛刺激有运动反应。切忌单纯加大肌松药剂量,掩盖疼痛反应及恢复知晓。并可因手术产生过度应激反应,使患者遭受极大痛苦。这种情况已屡见不鲜,应从中吸取教训。还要避免大量应用有蓄积作用的麻醉药,如长期应用硫喷妥钠或地西泮可使术后数天不醒。所以,麻醉者必须具备丰富的全麻经验及深知用药的作用时间。

(三)静脉麻醉过程中的管理

静脉复合麻醉处理得当,对机体影响极小,但麻醉管理常不比吸入麻醉简单,处理不当,同样会引起较严重并发症。首先应用套管针穿刺静脉并保持静脉径路通畅。持续滴注时更应保持滴速稳定并避免输液过多。此外,应密切注意气道通畅及呼吸管理,并遵循吸入麻醉时应注意的事项。几种麻醉药复合应用还应注意交互作用。需依赖于麻醉者的经验、过硬的技术及扎实的基本功。

(四)神经安定镇痛麻醉及强化麻醉

神经安定镇痛麻醉也是复合麻醉。法国学者拉波里提出一种麻醉方法,不但阻断大脑皮质,而且也阻断某些外来侵袭引起机体的应激反应,如自主神经及内分泌引起的反应,并称之为"神经节阻滞"或"神经阻滞",配合人工低温曾称之为"人工冬眠",主要应用以吩噻嗪类为主的"神经阻滞剂",即冬眠合剂。临床麻醉时并用神经阻滞剂,可增强大脑皮质及自主神经的抑制,所以称为强化麻醉。由于吩噻嗪类药对机体的作用机制过于广泛,对血流动力学影响又较大,常混淆临床体征及增加麻醉与麻醉后处理的困难。Janssen提出神经安定镇痛术概念,并用于临床麻醉,也称神经安定麻醉。主要用神经安定药及强效镇痛药合剂,使患者处于精神淡漠和无痛状态,20世纪中叶开始应用依诺伐(即氟哌利多、芬太尼合剂),迅速得以推广,也属于静脉复合麻醉范畴。

1.强化麻醉。主要应用吩噻嗪类药增强麻醉效应,使全麻诱导平稳,局麻患者舒适。

(1)适应证:强化麻醉多适于精神紧张而施行局部麻醉的患者,尤其对甲状腺功能亢进症和颅脑手术时可降低代谢,还有促进降温的优点。应用东莨菪碱麻醉或氧化亚氮麻醉时,常采用强化麻醉,以增强其麻醉效果。

(2)实施方法:主要用药为氯丙嗪1mg/kg或冬眠合剂1号(M_1)即氯丙嗪50mg、异丙嗪50mg及哌替啶100mg(6mL),也有用二氢麦角毒碱0.9mg代替氯丙嗪,称冬眠合剂2号(M_2)。此外,还有乙酰丙嗪、二乙嗪等代替氯丙嗪者。一般多在麻醉前1h肌内注射或入手术室后麻醉前将合剂或氯丙嗪置于5%葡萄糖溶液250mL中快速滴入或分次从滴壶内输入,然后再进行各种麻醉。

(3)注意事项:①强化麻醉常使全麻患者术后苏醒迟缓,而且意识清醒后保护性反射又不能同时恢复。一旦出现呕吐,可能误吸而造成窒息的危险。此外,强化麻醉后过早地翻动患者,容易引起直立性低血压,增加麻醉后护理的困难,也是近年来应用逐渐减少的原因。②由于强化麻醉后周围血管扩张,头部受压过久,易产生麻醉后头部包块,即局部水肿,继而脱发。因此,术中、术后应不断变换头部位置,并对受压处给以按摩。③强化麻醉中氯丙嗪等用量,应不超过2mg/kg。如麻醉失败或麻醉效果不确实时,应及时地改换麻醉方法,切不要盲目增加冬眠合剂用量而增加术后并发症或意外。④椎管内及硬膜外麻醉和腹腔神经丛阻滞时并用氯丙嗪等合剂,可使血压明显下降,偶尔遇到升压困难者,可造成死亡。主要由于氯丙嗪、乙酰丙嗪等具有抗肾上腺素作用,脊椎及硬膜外麻醉或腹腔神经丛阻滞可使交感神经阻滞,二者并用后一旦血压剧降,有可能使肾上腺素类药无效而出现意外。为安全起见,椎管内及硬膜外麻醉时禁用氯丙嗪等药。

2.神经安定麻醉。基本上类似强化麻醉,是增强麻醉效应的辅助措施,并能减少术后的恶心、呕吐等不适反应。

(1)适应证:类似强化麻醉,更常作为复合麻醉中重要辅助用药,偶尔也可用于创伤或烧伤换药时的镇痛措施。有帕金森病、癫痫史者及甲状腺功能低下患者等禁用。

(2)实施方法:麻醉时肌内注射或静脉注射神经安定类药及强效镇痛药,目前最常用的前者为氟哌利多0.1~0.2mg/kg或咪达唑仑0.1~0.2mg/kg,后者为芬太尼0.1~0.2mg或喷他佐辛30~60mg。也有用氟哌利多-芬太尼合剂依诺伐,但复合麻醉中应用仍根据需要以分开静脉注射为合理,因为氟哌利多作用时间长,而芬太尼作用时间较短。

(3)注意事项:芬太尼注入速度过快,偶尔出现胸腹壁肌肉僵硬引起呼吸抑制,则需用琥珀胆碱配合控制呼吸拮抗之。氟哌利多用量过大时,偶尔出现锥体外系反应,可经静脉注入异丙嗪10mg或氯丙嗪5~10mg即可制止,必要时可重复给予。术后适当应用哌替啶,常可起到预防作用。

术后出现呼吸抑制或呼吸暂停,多为芬太尼用量过多,可用纳洛酮0.2mg静脉注入即可解除。

三、靶控输注静脉麻醉

近年来,随着计算机技术的飞速发展和在临床医学中的广泛应用,麻醉技术也朝着更加安全、可靠,易于管理,可控精确的目标发展。靶控输注静脉麻醉就是"数字化麻醉管理"的典型代表。靶控输注的发展使静脉麻醉更加方便,易于控制。

(一)靶控输注的概念及基本原理

靶控输注(TCI)是指将计算机与输液泵相连,根据以群体药代—药效动力学参数编制的软件,通过直接控制"靶部位"——血浆或效应室的麻醉药物浓度,从而控制及调节麻醉深度的静脉输注方法。TCI与传统用药方法最大的不同是不再以剂量为调整目标,而是直接调整靶浓度,使麻醉医师能像使用吸入麻醉药挥发器那样任意调节静脉麻醉药血药浓度成为可能。

TCI的基本原理即BET方案根据药物的三室模型原理,为了迅速并准确维持拟达到的血药浓度,必须给予负荷剂量,同时持续输注从中央室消除的药物剂量,并且加上向外周室转运的药物剂量,这就是著名的BET输注方案。很显然,如果按照上述BET给药模式来计算非常复杂,只能通过计算机模拟。计算机控制的药物输注能够成功地达到相对稳定的靶浓度,麻醉医师可以根据临床反应来增加或降低靶浓度。

(二)TCI系统的组成及分类

完整的TCI系统主要有:①药动学参数。已经证明正确的药物模型以及药动学参数。②控制单位。计算药物输注速度,如控制输注泵的软件和微处理器。③连接系统。用于控制单位和输注泵连接的设备。④用户界面。用于患者数据和靶控浓度(血浆或效应室浓度)的输入。

目前,大多数TCI系统仍处于临床试验阶段,主要原因在于,这些输注设备对输注药物没有进行统一的标准化设置。此外,提供TCI的输液泵种类和安全功能也有待进一步研究。由Kenny等设计的Diprefusor系统是首个面市的TCI系统,它是将计算机及其控制软件整合到输液泵的中央处理器,该系统结构紧凑、使用方便、可靠性高。但是,该系统仍具有一些缺陷:只能用于丙泊酚,不能用于15岁以下儿童,且只有一个适于年轻健康成年人的参数可以设定。

根据靶控部位的不同可以将TCI分为血浆TCI和效应室TCI两种模式。而根据是否依赖机体反馈信息还可将TCI系统分为开放环路系统和闭合环路系统。

血浆TCI模式是以药物的血浆浓度为靶控目标的输注方法,开始给予一定的负荷量,当血浆计算浓度达到预定的靶浓度时即维持在这一浓度。效应室浓度随之逐渐升高,将迟滞一定时间(相对于血浆浓度)后最终与血浆浓度平衡一致。这种方法适合于平衡时间较短的药物,同时也适合于年老体弱的患者,因其负荷量较小,循环波动较小。而对于平衡时间长的药物则会导致诱导缓慢。

效应室TCI模式则是以药物的效应室浓度为靶控目标的输注方法,给予负荷量后暂时停止输注,当血浆浓度与效应室浓度达到平衡一致时再开始维持输注。与血浆靶控相比,使用同一药物时平衡时间短、诱导快,负荷量较大而使循环波动较大。因此适合于年轻体健的患者。开放环路TCI是无反馈装置的靶控,仅由麻醉医师根据临床需要和患者生命体征的变化来设定和调节靶浓度。

闭合环路TCI则通过一定反馈系统自动调节靶控装置,根据反馈指标的变化自动调整输注剂量和速度。这样就提供了个体化的麻醉深度,克服了个体间在药代学和药效学上的差异,靶控目标换成了患者的药效反应而不是药物的浓度,最大限度地做到了按需给药,从而避免了药物过量或不足以及观察者的偏倚。例如通过脑电双频谱指数(BIS)指标来反馈调控丙泊酚的TCI,是目前比较成熟的方法之一。在使用闭合环路TCI时要注意反馈指标是否真实、准确,不可盲目相信单一指标而忽略综合评估,避免由于干扰因素造成麻醉深度不当。

(三)TCI技术的临床应用

与传统的静脉麻醉技术相比,TCI有如下优点。

1.操作简单,易于控制、调整麻醉深度,安全、可靠;理论上能精确显示麻醉药物的血中或效应器(大脑)部位的浓度。

2.提供平稳的麻醉,对循环和呼吸的良好控制,降低了麻醉意外和并发症。

3.能预知患者的苏醒时间,降低术中知晓和麻醉后苏醒延迟的发生率。

鉴于TCI的给药模式,最适合应用起效时间和消退时间均很短的药物,即$T_{1/2}ke0$和$T_{1/2}cs$值较小的药物。$T_{1/2}ke0$是指恒速给药时,血浆和效应室浓度达平衡的时间(效应室药物浓度达到血浆浓度50%所需的时间),其意义是可以决定起效快慢。如果持续输注(或停止输注)5个$T_{1/2}ke0$,可以认为效应室的药物浓度达到稳态(或药物基本消除)。

时量相关半衰期($T_{1/2}cs$)是指维持某恒定血药浓度一定时间(血药浓度达

稳态后)停止输注后,血药浓度(作用部位药物浓度)下降50%所需的时间。它不是定值,而是随输注剂量、时间的变化而变化。其意义是可以预测停药后的血药浓度。采用这两个参数较短的药物才能达到诱导、恢复都十分迅速的目的,又利于在麻醉过程中根据需要迅速调节麻醉深度,真正体现出TCI的特点。

目前临床使用的麻醉药物中,以瑞芬太尼和丙泊酚的药代动力学特性最为适合。其他药物如咪达唑仑、依托咪酯、舒芬太尼、阿芬太尼、芬太尼也可以用于TCI,但其效果不如前二者。至于肌肉松弛药,由于其药效与血浆浓度关系并不密切,而且药代动力学并非典型的三室模型,因此,目前不主张使用TCI模式,而以肌松监测反馈调控输注模式为宜。

TCI适用的手术种类:TCI技术可以应用于目前大多数手术的临床麻醉。TCI的特点是起效快、维持平稳且可控性好、恢复迅速彻底,因此更加适用于时间短而刺激强度大且变化迅速的手术,例如支撑喉镜下手术、眼科手术、口腔科手术、腹腔镜检查及手术、气管镜检查及手术、胃镜检查、肠镜检查、胆管镜手术、门诊日间手术等。

TC临床应用的注意事项:①选择适合的患者和手术;②尽量选择$T_{1/2}ke0$和$T_{1/2}cs$小的药物;③要结合患者的具体情况选择TCI模式(血浆靶控或效应室靶控);④手术过程中不要以单一靶浓度维持,而应根据手术刺激强度和患者的反应来及时调节靶控浓度;⑤一定要从麻醉开始就使用靶控输注,而不要中途加用靶控输注(由于靶控输注有负荷量);⑥靶控装置具有自动补偿功能(即换药后可以自动补充换药期间的药量),不需要手动追加或增大靶浓度;⑦手术结束前根据手术进程和药物的$T_{1/2}cs$选择停止输注的时机,不宜过早;⑧注意静脉通路的通畅和注射泵的工作状态。

(四)TCI系统性能的评估

计算机预期浓度与实际血药浓度的一致性反映了TCI系统的性能。影响系统性能的因素如下。

1.系统硬件。其主要指输液泵的准确性。目前临床上大多数输液泵的机电化设计已经比较完善,因此来源于系统硬件的误差率很小。

2.系统软件。其主要指药代动力学模型数学化的精度。因为药代模型涉及极为烦琐的运算,运用计算机模拟运算则可以大大提高精确度,而且目前迅猛发展的计算机处理器已经完全可以精确到位。

3.药代动力学的变异性。这是影响TCI系统准确性的最主要来源，包括两个部分：一是所选择的药代模型本身有其局限性，表现为所使用的药代模型（如开放型三室模型）并不能说明药物在机体中的药代学特征，即使运用个体的药代学参数也不能对浓度进行准确的估计。虽然三室模型是TCI系统应用最为广泛的药代模型，但是也有其应用的局限性。如模型假设药物进入房室内即均匀分布，而事实上并非如此。个体的生物学变异性或患者生理状态的不同均能改变药代学特性，从而导致模型对浓度预测值的误差。二是TCI系统的药代参数只是对群体的平均估计，与个体实际的药代参数之间有着相当的差距。目前已证实生物学的差异性使TCI系统的误差不可能低于20%。

由于缺少静脉麻醉药物浓度的快速测定方式，缺乏广泛接受的针对不同性别、年龄及生理状态的人群的药代模型和药代参数，以及缺乏对静脉麻醉药及阿片类药物敏感而可靠的药效学监测指标，目前的TCI仍有诸多不足之处。但其实现了麻醉药由经验用药到定量化用药的跨越，从而提高了麻醉质量及麻醉用药的安全性和合理性。随着计算机辅助麻醉的理论基础及相关知识的发展和进一步完善，TCI的临床应用范围必将越来越广。

参考文献

[1]北京协和医院医务处.麻醉科诊疗常规[M].北京:人民卫生出版社,2012.

[2]陈强.局部麻醉的临床分析[J].中外健康文摘,2011,08(2):116-117.

[3]陈子江.人类生殖与辅助生殖[M].北京:科学出版社,2005.

[4]戴体俊,刘功俭.麻醉学基础[M].上海:第二军医大学出版社,2013.

[5]戴钟英.多胎妊娠的原因及流行病学调查[J].中国实用妇科与产科杂志,
    2002,18(2):2.

[6]韩开梅,夏天,王雪.辅助生殖技术中卵巢过度刺激综合征的中西医防治
    研究进展[J].现代中西医结合杂志,2015(23):2614-2616.

[7]黄国宁,孙海翔.体外受精:胚胎移植实验室技术[M].北京:人民卫生出版
    社,2012.

[8]李玉兰,周丕均.临床麻醉学[M].长春:吉林大学出版社,2012.

[9]刘嘉茵.不孕不有诊疗流程手册[M].南京:南京大学出版社,2010.

[10]乔杰.多囊卵巢综合征[M].北京:北京大学医学出版社,2008.

[11]卿恩明,赵晓琴.胸心血手术麻醉分册[M].北京:北京大学医学出版社,
    2011.

[12]田玉科.麻醉临床指南[M].北京:科学出版社,2013.

[13]王爱娟,孙振高,张兴兴,等.基于卵泡液组分的PCOS病因学研究[J].中国
    计划生育学杂志,2017,25(7):3.

[14]叶铁虎.麻醉药理学基础与临床[M].北京:人民卫生出版社,2011.

[15]易萍,李力.胚胎植入前遗传学诊断与临床取材[J].生殖医学杂志,2002,
11(5):3.

[16]于艳.辅助生殖技术引发的伦理问题及实施原则[J].中国优生与遗传杂
志,2010(11):3.

[17]詹国强.小儿氯胺酮麻醉[J].医学信息,2013(21):603.